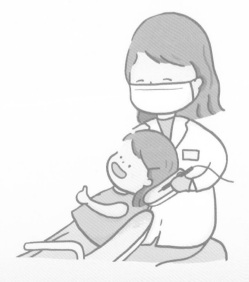

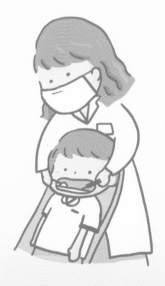

新手父母

全彩
圖解

陪伴，從寶寶的第一顆牙開始！

乳牙到恆牙的保健全書
讓孩子和蛀牙蟲拜拜！

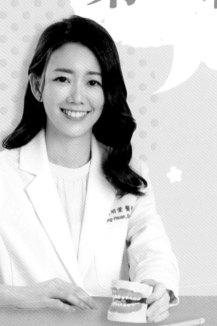

兒童牙科專科醫師
沈明萱 ◎著

目　錄

從乳牙到恆牙

2 蛀牙：預防篇

3 看牙前的準備

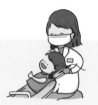

4 蛀牙治療篇

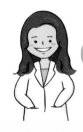

涵蓋兒童口腔疑難雜症的
實用工具書

文／**黃純德 教授**

第 21 屆醫療奉獻獎得主、高雄醫學大學名譽教授、高醫大附設醫院兒童及
身心障礙者牙科主治醫師

　　我 1983 年自日本大阪齒科大學攻讀齒學博士學成歸國後，就在高雄醫學大學附設醫院兒童暨特殊牙科服務迄今。三十幾年的光陰，除了在臨床上服務眾多患者，更帶領許多投入兒童牙科領域的牙醫師，到台灣各地的偏鄉做醫療服務、衛教宣導和研究。

　　沈醫師在 2009 年到高醫附設醫院兒童牙科受訓，受訓期間表現優異，四年後順利考取專科證照。後續我亦擔任沈醫師的碩士班指導教授；在成為兩個孩子的媽媽後，沈醫師仍然努力不懈，育兒之餘完成了碩士論文。

沈醫師除了在臨床上備受兒童的喜愛、家長的信任，工作之餘，將口腔衛教的知識，寫成一篇篇的文章，發表在網路上。過去要花好幾個小時開車到偏鄉講解如何刷牙，現在只需要把知識放在網路上，就能觸及全台灣各個角落。

　　這本書匯集的文章，都是每天在牙科診間會被家長問到的問題。內容涵蓋了 0 ～ 13 歲兒童，關於口腔的各種疑難雜症。這是台灣第一本由兒童牙科專科醫師撰寫的兒童口腔保健書籍，內容相當實用，誠摯推薦給大家。

守護孩子們的牙齒，
更像是孩子們的天使

文／**王永福**

頂尖企業講師及簡報教練、《教學的技術》《上台的技術》等書作者

　　容我在一開始就要謝謝本書的作者：明萱兒童牙醫師。因為她的建議，讓我的兩個寶貝女兒，沒有留下對看牙的陰影，反而會主動提醒我，「爸爸，我們應該去看恐龍牙醫師囉！」

　　事情是發生在幾年前，第一次帶女兒去看牙時，那時也沒想太多，就帶她們到家裡附近的一間牙醫診所，進行第一次檢查。當然，孩子第一次看牙，坐在斜躺的治療椅還是有點緊張，但牙醫師凶凶的要女兒躺好，甚至用手壓著孩子的肩，要她把嘴巴打開，在什麼都沒說明的狀況下，面對陌生的牙醫器械及流程，孩子當然更緊張。

接下來牙醫師更是對躺在椅子上的女兒說，「躺好，不然我就把你綁起來！」女兒轉頭看著我，露出害怕的表情……。我聽了握住女兒的手，馬上介入反問，「牙醫師你的意思是？」他淡淡的說，「就是把手綁在椅子上，方便進行檢查跟治療。」

　　這時我臉色拉下來說，「那我知道了，我們會評估」，然後站起來，帶著兩個寶貝離開。大女兒拉著我的手，很害怕的跟我說，「爸爸，我不要被綁起來。」我蹲下來跟她輕聲的說，「寶貝別怕，爸爸不會讓你被綁起來，爸爸會保護你，我說到做到！」然後抱著老大、牽著老二，很快的離開這間牙醫診所。從此沒有再踏入一步！

　　會有這麼大的反應，當然也是因為自己過去的經驗，我小時候就是那個被「綁起來」看牙的小患者，造成的影響是：接下來一直到成年，我都非常害怕看牙，心裡留下了很大的陰影！後來一直到 40 歲之後遇到全國牙醫的郭院長，才解除了我對看牙的恐懼。這個事情，到我身上為止，我絕對不會讓自己的孩子再經歷一遍。

　　當然，孩子牙齒保健還是需要牙醫師的專業協助。但不知道會不會有專門看孩子的牙醫師呢？至少更理解孩子生理跟心理，可以更好的協供牙齒保健及診療的服務。

這時，腦海中瞬間想到了明萱！記得她在參加我的專業簡報力課程時，談的就是兒童牙醫的主題，而且在演練時，還用兒童牙膏的專業簡報，拿到了前三名的佳績！到現在我都還記得，要選擇「含氟量 1000 PPM」的兒童牙膏才有效（本書內容會提到）。她絕對是兒童牙醫的專家！只是她遠在高雄，我應該也無法常態性的帶孩子給她診療，那該怎麼辦呢？

在跟明萱通過電話後，她請我放心「讓孩子不害怕看牙，才是對的」。並且介紹了台中爵佳牙醫吳宸豪院長給我。吳醫師除了是專業成人牙醫，同時也專精兒童牙科。雖然不容易掛號，但我們還是耐心預約並且等待一陣子，然後帶著兩個孩子去找吳醫師了（會不會我寫出來後，之後就換我掛不到號了，哈）。

一開始進到診間，孩子還是有點恐懼的。這時吳醫師先跟孩子親切的聊聊，並且拿起手上的牙醫器具，跟孩子說，「這個不會傷害你哦！只會震動麻麻的。你可以用手感受一下……」，然後把它輕輕的放在孩子的小手臂上，讓她們確信不需要害怕。之後讓孩子手上拿著一隻鏡子，自己可以看到鏡子中牙齒的樣子，也知道牙醫師叔叔正在做些什麼，讓她們不會有那種什麼都不知道的無助感。很快的，兩個孩子都看完牙醫，做完必要的診療，一滴眼淚都沒流下來。

結果，反而流眼淚的是我！除了感謝吳醫師的耐心外，更感謝本書作者明萱醫師的推薦！我的兩個孩子，開開心心的看完牙醫，不僅沒有害怕，還跟我說，「爸爸我很勇敢」「看到牙齒很有趣」「我回去會乖乖刷牙」。身為爸爸，沒有比這個更令人開心的事了啊！

　　兒童牙醫像是天使一樣，用專門的方法、特別的技術，去讓我們的孩子不害怕，守護他們牙齒的健康，而明萱醫師更是其中的專家！這次她整理了過去兒童牙醫的專業經驗，以及幫小朋友看牙的豐富實務，寫成這本書，身為親身領受其中幫助的家長，我全心推薦、用力推薦。而且這本書還全彩印製，再加上親切可愛的插圖，不止對家長有幫助，我也想帶著孩子，一起認識自己的牙齒，進而保護自己的牙醫。真摯推薦，每個爸爸媽媽都應該擁有的好書！

　　明萱醫師謝謝你，你不止守護孩子們的牙齒，更像是孩子們的天使！

預防蛀牙，
要從長第一顆牙齒開始

「為什麼要花時間寫文章？」我從 2017 年開始寫衛教文章，持續寫作到現在。常常有同行好奇，牙醫師的工作這麼忙，為什麼下班後，還要耗費腦力寫專業文章、經營部落格？

我進入兒童牙科領域已經超過十年了，每天做的治療大多是補蛀牙或抽神經，因為台灣兒童蛀牙的問題非常嚴重。

曾經有一位 1 歲 8 個月的小女生，臉胖胖圓圓的很可愛，穿著蓬蓬裙坐在嬰兒推車上，由媽媽推著嬰兒車進到診間。媽媽一開口就說，「醫師，她因為牙齒痛，已經三天沒辦法好好吃東西了，只能喝流質。」我一檢查，看到女寶寶的四顆門牙，都蛀掉了，牙齦又紅又腫，蛀牙已經嚴重到需要抽神經了。

才 1 歲多的小女生，要做抽神經的治療，是相當困難的。出動了一位醫師、兩位助手，還有小女生的爸媽合力，才勉強完成。

療程結束後，小女生因為大哭，滿臉眼淚和鼻涕，衣服也因為流汗，濕到像剛淋了雨。小女生的家長，因為持續抱著她，滿頭大汗。

　　一旦有蛀牙，治療的過程，小朋友辛苦，家長心疼。

　　工作幾年後，想要做點改變，開始投入心力寫文章，期盼能將預防蛀牙的方法、技巧分享給更多的家庭。只要家長從寶寶長第一顆牙齒，就懂得刷牙技巧、選對牙膏、限制甜食，顧好牙齒，其實不難。

　　預防蛀牙，要從長第一顆牙齒開始。有蛀牙才找牙醫師，其實都太慢了。

　　感謝新手父母的邀約，我才能將過去所寫的文章，加上平時門診對家長衛教的內容，整理成此書。本書涵蓋兒童口腔發育的各個層面，從 0 到 13 歲，乳牙期到換牙期，預防到治療。

　　第一章講解從乳牙到恆牙。換牙期要觀察什麼、牙齒撞到了怎麼辦，以及如何做才能減少咬合不正。

第二章談到蛀牙的預防，如何正確有效的刷牙、飲食如何調整？除了刷牙，還有哪些防蛀利器。

　　第三章說明兒童為什麼怕看牙醫、看牙前家長該如何準備。不配合的兒童，考慮舒眠麻醉，手術前後的注意事項。

　　第四章則講到蛀牙的原因、如何治療，包括補牙、牙套、抽神經。

　　此書就像您專屬的兒童牙科醫師，從寶寶長牙齒開始，一路叮嚀牙齒保健的大小事，陪著孩子成長，讓每個兒童都擁有一口健康的牙齒。

從乳牙
到恆牙

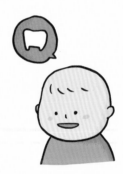

　　「我的牙齒會搖耶！」孩子，恭喜你長大了。從 6 歲開始，進入換牙的階段。從 13 歲起至 28 顆恆齒萌發完成的時期，牙齒外傷、齒列不正的考量，都和乳牙不同，需要父母多注意。

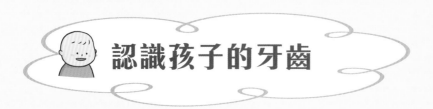

認識孩子的牙齒

　　從 6 歲開始，孩子會進入換牙的階段。約在 13 歲的時候，28 顆恆齒萌發完成。下面就來認識寶寶牙齒的萌發順序。

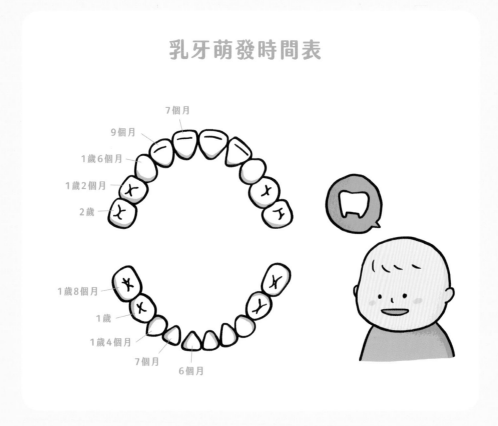

乳牙萌發時間表

7 個月
9 個月
1 歲 6 個月
1 歲 2 個月
2 歲

1 歲 8 個月
1 歲
1 歲 4 個月
7 個月
6 個月

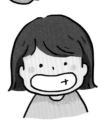

恆牙萌發時間表

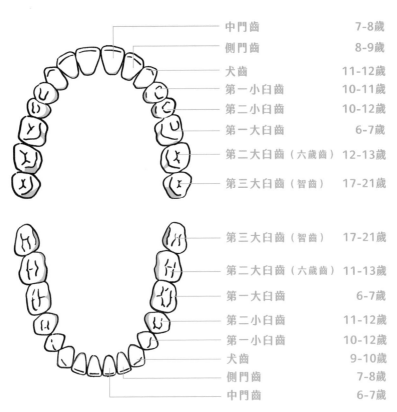

中門齒	7-8歲
側門齒	8-9歲
犬齒	11-12歲
第一小臼齒	10-11歲
第二小臼齒	10-12歲
第一大臼齒	6-7歲
第二大臼齒（六歲齒）	12-13歲
第三大臼齒（智齒）	17-21歲
第三大臼齒（智齒）	17-21歲
第二大臼齒（六歲齒）	11-13歲
第一大臼齒	6-7歲
第二小臼齒	11-12歲
第一小臼齒	10-12歲
犬齒	9-10歲
側門齒	7-8歲
中門齒	6-7歲

孩子換牙期
需注意的重點和疑問

　　孩子長新的恆牙後，舊的乳牙要拔掉嗎？新長的牙齒要注意哪些事情呢？一起來了解換牙期要注意的 2 大重點和 5 大疑問。

✅ 換牙期 2 大重點：順序、對稱

案例

　　一大早，一位阿嬤拉著穿國小制服的小女生，推開門走進來。

　　「醫師，昨天才注意到她的新牙齒長歪了，今天趕快請假帶她來拔牙。」

　　「我——不——要——拔——牙。」女孩咬著下嘴唇，清楚表明她的立場。

我一檢查，下排門牙的內側面有兩顆新牙齒冒出頭。

「阿嬤，這個不用拔牙。」

「醫生，歪成這樣要趕快拔掉啦！」阿嬤手指著女孩的門牙，瞪大雙眼看著我。

「要換牙了，乳牙在搖，要不要拔掉？」這是換牙期，6～13歲期間，家長最常問的問題。

「不拔，新牙齒會長歪。」是多數人的想法，也是美麗的誤會。

大部分的情況，是不需要醫師介入拔除乳牙的！

6～13歲，孩子的換牙期

換牙的階段從6歲持續到13歲。開始換牙後，家長會比乳牙更重視，新牙齒一有不對勁，會擔心而來求診。

每個人換牙的情況不同。有些孩子換牙順利，不會疼痛也不影響進食。有些人一顆牙齒從開始搖晃到脫落，需要較長的時間，甚至會喊牙齒痛。不管是哪一種，通常時間久了，牙齒就會自行脫落了。

家長最擔心的，是「雙排牙」，亦即新牙齒冒出來且「長歪」了，但是舊牙齒還沒掉。大部分這樣的情形，長歪的牙齒會在乳牙脫落後，回到正確的位置。有些孩子換完牙後，排列不整齊，主要的原因是齒槽骨空間不足（齒槽骨是牙齒的地基，地基不夠大，牙齒擠不下就會不整齊），和有沒有拔除乳牙，不一定相關。

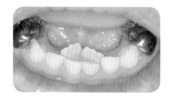

▲ 雙排牙指的是新牙齒已經冒出，但舊牙還沒掉。

順序：由前往後，第一大臼齒例外

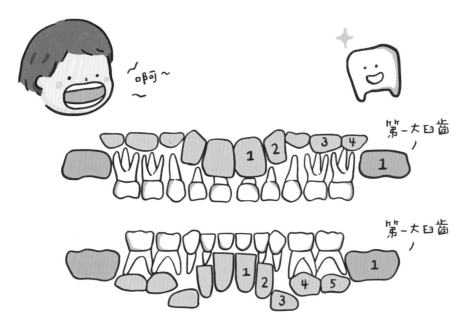

（註：上排的犬齒，萌發順序變異較大，故圖片上沒有標示數字。）

左圖是 6 ～ 8 歲兒童口內的狀況。黃色的是準備要萌發的新牙齒，阿拉伯數字代表長牙的順序。最早由門牙開始長新牙，陸續往後面換牙，下排牙會略早於上排牙。

要提醒家長的是，第一大臼齒（左圖中紅色的牙齒）長牙時，不會先掉乳牙。

大家常常以為一個蘿蔔一個坑，要先掉一顆乳牙，才會從同一個位置長新牙齒（恆牙）。凡事都有例外，位於口腔後側的大臼齒就是從本來沒有牙齒的骨頭中蹦出來的。

當前面的門牙開始動搖脫落時，位於後側的第一大臼齒也悄悄地開始探頭。新長的門牙容易被家長發現，後面的臼齒卻常常被忽略，疏於清潔而蛀牙。

家有兒童開始掉牙換牙嗎？不要忘記關心一下從嘴巴深處默默探出頭來的第一大臼齒喔！

對稱：左右對稱

跟人體多數的構造一樣，牙齒的數目、換牙狀況也是左右對稱。如果兩側的同部位牙齒換牙時間差異過大（一側已經換牙，另外一側的乳牙仍然不動如山），就要找牙醫師檢查，可能需要拔掉乳牙，才能順利長出新牙。

✅ 換牙的相關問題

案例

「阿嬤，你看這個照片，這個小朋友牙齒長歪，沒有拔牙就慢慢長好了。」

「這樣喔⋯⋯。」

阿嬤看著照片，聽得出來還是有點懷疑。

「阿嬤，擔心的話，還是可以帶她來拔牙。記得先跟小朋友講，讓她有心理準備。」

「下次來，如果牙齒還沒長好，要拔掉舊牙齒，好嗎？」

小女生點點頭，跟我打勾勾作約定。

除了注意順序和對稱，換牙時還有 5 大疑問需注意：

換牙時的 5 大疑問

Q1 牙齒動搖不舒服，需要拔牙嗎？

如果動搖的乳牙影響進食或清潔，才會建議拔掉。

Q2 新牙冒出來舊牙還沒掉，趕快拔掉才不會長歪？

不一定需要拔牙，一般會先追蹤。牙齒是否會長歪要視整體空間。家長最擔心的，是「雙排牙」，亦即新牙齒冒出來且「長歪」了，但是舊牙齒還沒掉。大部分這樣的情形，長歪的牙齒會在乳牙脫落後，回到正確的位置。

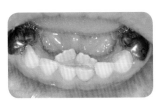

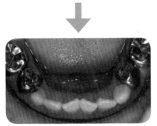

▲ 乳牙脫落後，新牙齒回到正確的位置。

Q3　門牙有縫，要趕快矯正嗎？

　　換牙期間，門牙有縫多屬正常現象，少數是因為有多生牙、齒瘤等而導致。建議由醫師評估追蹤。一般牙縫會隨著牙齒越長愈多顆，互相推擠而縮小。

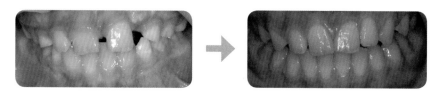

▲ 鄰近牙齒長出後，牙縫就會縮小，但是仍要定期找牙醫師追蹤。

Q4　太早（晚）換牙，是不是營養過盛（不足）？

　　早或晚開始換牙，沒有特別的優缺點，和營養狀況也沒有直接的關連。有些小朋友中班開始換牙，有些人可能到三年級才開始。若很早就長新牙齒，家長一定要協助清潔，避免要用一輩子的新牙齒蛀牙。

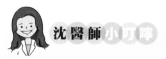

沈醫師 小叮嚀

換牙階段要注意長牙順序和左右對稱。另外，新長的牙齒因為要用一輩子，家長一定要每天檢查刷牙的狀況，並且每半年找牙醫師檢查。

新牙齒排列不整齊，怎麼辦？

　　找醫師評估，有些問題需要早期介入（例如：缺牙、錯咬、深咬、開咬，如下圖所示）。全口固定式矯正器，一般換完全部牙齒（約13 歲）後開始做。

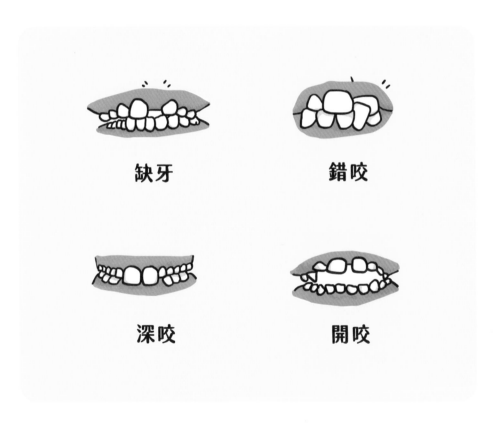

缺牙　　　　　　　　錯咬

深咬　　　　　　　　開咬

✅ 長新牙，舊牙齒該不該拔？

 案例

「你確定？」面前的 5 歲男孩，意志堅定的點點頭。

「那我要幫你塗睡覺的藥囉？」

聽到我要動手了，男孩還是有點小緊張。

「真的不會痛嗎？」

「我會幫你擦藥，讓牙齒睡覺，趁它睡著的時候拿起來。」

男孩又點點頭，安心的躺下來。我迅速地準備好所有的工具，包括麻藥和拔牙鉗。在男孩搖搖欲墜的牙齒上塗上滿滿的麻藥。

「好了沒？」

「等一下，牙齒還沒睡著，等一分鐘。」

我一手拿著棉棒擦麻藥，另一手拿著拔牙鉗，接下來就是關鍵的步驟了。男孩不知道的是，我比他還要緊張，當牙醫師以來，最緊張的一次。

30

關鍵的時刻一到，我手微微抖著，拿著熟悉的拔牙鉗迅速地夾起那顆門牙。

「媽媽，你拿起來了嗎？」兒子轉頭看著我。

「拿起來了，你表現得很棒。你看，牙齒在這裡。」

兒子看到我手中的牙齒，摸了摸嘴巴裡的缺口，滿意地跑去玩玩具了。

這是第一次幫兒子拔牙齒的經過，而且還是在家裡客廳幫他拔的。

整個過程，還算順利（其實內心十分緊張，很怕兒子砸了我的招牌。）

在牙科門診，換牙時，舊的牙齒要不要拔，常常演變成親子衝突。

很常遇到家長堅持要拔掉，小孩不要，而鬧的不愉快。甚至有家長會暗示醫師偷偷拔掉，不要跟小孩講。

該怎麼做才好呢？

和孩子溝通的聰明做法

● 尊重孩子的自主權

　　兒子找我拔牙之前，抱怨過好幾次搖晃的門牙吃東西會痛。我都跟他說，你自己決定要等牙齒掉，還是我幫你擦藥拿掉。

　　他想了想，決定再等等看。直到吃東西真的很不方便，他才要求我拔牙。

　　孩子有需求，做好準備，就會好好配合了。

● 約定期限

　　長新牙不用急著拔舊牙。「舊牙不掉，新的牙齒會長歪」是常見的迷思，除非有感染、換牙不對稱，多數的情形是不需要拔牙的。

　　家長真的擔心，還是想要拔掉舊牙時，記得先溝通，讓孩子理解為什麼要拔掉。可以約定一個期限，例如「一個月後，舊的牙齒如果還在，就要找牙醫師把它搬走，新牙齒才能乖乖長大。」

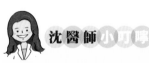

沈醫師小叮嚀

換牙時，舊的牙齒要不要拔，常常演變成親子衝突。尊重孩子的自主權、約定期限，不強迫孩子拔牙，更不要請牙醫師偷偷拔掉，會破壞孩子對牙醫師的信任。

孩子牙齒外傷的處理

　　青少年和兒童是牙齒外傷的高風險族群。他們的牙齒因為還在發育中，撞到後，治療較複雜且結果很難預測。撞到牙齒當下該如何處理？牙齒脫落該怎麼辦？後續要注意哪些症狀？

✔ 乳牙撞到，怎麼辦？

　　牙齒外傷常見於剛學步的幼童。這時期的兒童對周遭環境很好奇，走路還沒有很穩，又不懂的保護自己，是牙齒外傷的高風險族群。

　　乳牙撞到，通常是撞到上排的門牙。撞到牙齒，該怎麼辦？會不會影響換牙？需要治療嗎？

案例

　　兩歲半的寶寶，玩跳跳馬，跳啊跳，正開心的時候，卻一個重心不穩，往前仆倒，一旁的家長來不及扶住他，寶寶的頭直接著地。不但撞到嘴唇流血、紅腫，兩顆牙齒也撞歪了。家人心急的抱到急診，寶寶痛的大哭大鬧，媽媽安撫不了，牙醫師想要檢查也沒辦法。

優先安撫情緒

　　學齡前兒童玩跳跳馬、彈跳床，都很容易跌倒。跌倒了，要先安撫寶寶的情緒，到急診，孩子冷靜，醫師才有辦法止血、檢查傷口和牙齒歪斜的情形。

　　乳牙撞歪，通常先觀察，歪斜太嚴重、影響進食，才會建議拔除。急診當下，如果孩子因為哭鬧無法配合口腔檢查，只要傷口止血，可以等到一至三天，小孩比較冷靜、傷口比較不痛了，再到牙科做進一步的檢查。

　　如果居住在偏遠地區，或是不方便到急診，有傷口流血，可以使用紗布或乾淨的毛巾加壓止血。如果牙齒有明顯的缺損、動搖度、位置改變，仍建議後續到牙科檢查。

案例

　　剛過完 3 歲生日的女童，在家裡爬樓梯。沒走穩不小心摔倒，從半層樓高的樓梯滾下來。家人趕緊把女童抱起來，發現一顆門牙不見了，以為牙齒撞掉了，但是現場找不到牙齒。到牙科照 X 光，才發現牙齒撞到骨頭裡了。

拍 X 光很重要

　　牙齒不見了，如果無法確認是脫落還是撞進骨頭，要拍 X 光檢查。如果有撿到脫落的牙齒，還是建議拍 X 光，確認傷口內有沒有碎片。

　　學齡前兒童的骨頭較有彈性，牙齒撞進骨頭內的機會較高，這類外傷，後續的處理較複雜、預後也較差。建議先觀察，牙齒有機會自行再萌發（像長牙齒一樣）。但是，因為牙齒的位置改變太大，神經受傷壞死的機會也很高，外傷後的一週、一個月、半年，要定期回診，有症狀才能及時治療。

　　媽媽帶著 6 歲的女生來看診，一顆乳牙掉了很久，卻都沒有長新牙齒。照 X 光才發現，原來新牙齒長歪了，所以長不出來。仔細詢問，媽媽才回想起，女生 2 歲多的時候在浴室滑倒撞到門牙，後來牙齒有反覆發炎。

撞到乳牙，恆牙長歪？

　　乳牙和新牙齒的關係像是鄰居；新牙齒在小嬰兒時期，就住在乳牙的骨頭旁邊，所以小嬰兒撞到乳牙，撞得太嚴重（牙齒撞掉、撞進骨頭、齒槽骨斷裂），都可能對住在旁邊的新牙齒造成傷害。這些影響包括新牙齒長出來後的顏色、形狀或位置不正常。

　　撞到後，如果乳牙的神經壞死化膿，沒有適當的處理，也會影響新牙齒。就像案例中的女生，乳牙反覆發炎，沒有即時處理，新牙齒就長歪了；未來需要漫長的矯正治療，才能將牙齒排整齊。

乳牙撞到怎麼辦？

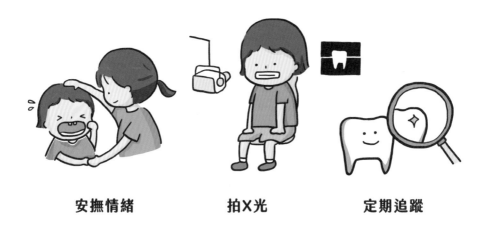

安撫情緒　　　　　拍X光　　　　　定期追蹤

 沈醫師小叮嚀

❶ 受傷當下優先安撫孩子情緒。

❷ 拍 X 光、定期追蹤很重要。

❸ 撞到乳牙，可能會影響未來的牙齒，有症狀一定要回診。

外傷的乳牙治療，必須一併考量對恆牙的影響。外傷後，務必定期追蹤，才能即時發現問題。

一大早，接到一位國小老師的來電「有一位學生跌倒撞到牙齒，嘴唇流血，牙齒還缺了一角，該怎麼處理？」

原來，這位陳同學上學時，走樓梯時和同學聊天，一個不小心沒踩穩，摔倒了。不但手腳擦傷，嘴唇又紅又腫，牙齒還撞斷，老師已經聯絡家長，趕快帶到牙科做治療。

撞到牙齒後的處理

牙齒的外傷常見於學齡前的幼兒以及國小的兒童。騎腳踏車、打籃球、溜直排輪等運動時的意外撞擊（跌倒、被他人撞到）是常見的原因。最常被撞到的牙齒是上面的門牙。

牙齒外傷常常合併有嘴唇、牙齦的撕裂傷或挫傷。傷口經過清創或縫合，通常一至二週會癒合；而牙齒受到外力撞擊後，除了緊急處理要到位，長期的追蹤也不可輕忽。

第一時間緊急處理方式

牙齒撞到後最需要立即處置的就是恆牙的脫落（請參見第41頁：牙齒脫出處理）。其他的狀況，如牙齒的位置改變、會搖晃、斷裂等，也建議儘早就醫（約一週內）。早期就診，將牙齒復位或填補，有助於牙齒神經和牙周組織的恢復。

前面提到，爬樓梯跌倒的陳同學，嘴唇、牙齦有撕裂傷，當天就到急診縫合傷口。門牙齒斷裂的缺角，建議傷口紅腫消退後（約三至七天後），到牙科做進一步的評估。牙醫師會針對受傷的門牙做神經活性測試、拍攝 X 光，並根據疼痛程度，決定補牙還是進一步牙神經的治療。

居家護理方式

撞到牙齒後，一至二週內吃偏軟的食物，且不要從事會有碰撞的運動（例如籃球、橄欖球），減少對門牙的二度傷害。要好好刷牙和使用牙線，維持口腔的清潔。

6 歲以上的兒童

如果口內有傷口（挫傷、撕裂傷等），建議使用含氯己定（Chlorhexidine）的藥用漱口水一至二週，加強口腔的清潔。

6 歲以下的兒童

由家長使用棉花棒，沾漱口水，移除傷口附近的牙垢或食物殘渣，一天兩次以保持傷口的清潔。建議挑選不含酒精的漱口水，兒童較容易接受。

常見的 4 大症狀務必當心

　　牙齒撞到後的疼痛，一星期左右會緩解。建議在外傷後二到六週回診追蹤。如果有「痛、腫、搖、變色」等任何一項症狀，建議儘速回診檢查。

● **牙齒撞到後，4 大症狀：**

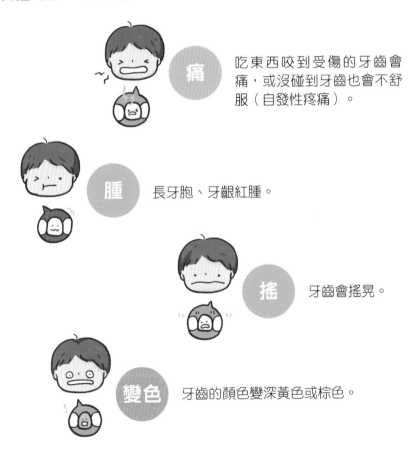

痛　吃東西咬到受傷的牙齒會痛，或沒碰到牙齒也會不舒服（自發性疼痛）。

腫　長牙胞、牙齦紅腫。

搖　牙齒會搖晃。

變色　牙齒的顏色變深黃色或棕色。

　　上述症狀通常代表牙齒有發炎，務必回診由醫師評估治療。

定期回診

　　牙齒外傷後的併發症（痛、腫、搖、變色），不一定會在短期內發生，可能會在多個月後才有症狀。又因為兒童的牙齒，如果神經發炎，惡化程度會比成人還要快。務必定期回診追蹤，才不會錯失最佳治療時機。建議每三至六個月定期回診檢查或拍 X 光，且要持續追蹤到外傷後五年。

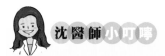

沈醫師 小叮嚀

兒童成長的過程中，難免有大大小小的外傷。如果有撞到牙齒，除了定期回診追蹤，家長要留意是否有四大症狀：痛、腫、搖、變色。早期發現早期治療，才能擁有健康的牙齒。

✅ 牙齒外傷脫落的緊急處置

案例

> 7歲的小傑很喜歡溜直排輪，每個週末都會上直排輪課程。這天上課，小傑直線衝刺準備轉彎時，卻突然跌倒，整個人往前撲倒。不但雙手擦傷，還撞到嘴巴。教練趕忙上前扶起小傑，發現小傑的門牙竟然少了一顆。

找、泡、送

牙齒撞掉，是牙科急診中最需要爭取時間的（送醫選擇請參見第45頁）。

牙科急診會遇到的傷者，多半是臉部受傷。這類外傷，常常合併有上排門牙斷裂、位移甚至脫出。外傷後的緊急處置，是決定牙齒未來能否留存的關鍵。如果錯失治療黃金時間，牙齒感染發炎，嚴重時要拔掉，會影響咬合功能、外觀和自信心。

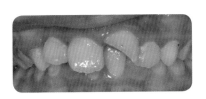

▲ 外傷導致門牙牙冠斷裂。

　　牙齒脫出，是牙齒外傷中，最嚴重也最棘手的。因為運動，像是打籃球、騎單車、溜直排輪或蛇板等或是車禍，牙齒受到猛烈撞擊而脫落。如果無法即時將牙齒植回，失去門牙，青少年患者因為仍在發育期，無法以植牙或是傳統假牙取代喪失的牙齒，要恢復理想的外觀和咬合功能需要複雜且冗長的治療。

　　牙齒脫出意外後，幾分鐘內的緊急處理，是牙齒未來能否存活的關鍵。（乳牙掉落不植回，只有恆齒才要即時植回，本文皆指恆齒的治療。）

牙齒脫出，三個關鍵步驟

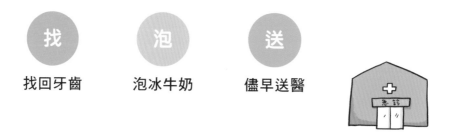

找　找回牙齒　　泡　泡冰牛奶　　送　儘早送醫

1 找回牙齒

　　若是車禍現場，傷者送醫後，在安全的前提下，家人可以幫忙找回掉落的牙齒。若在學校，最好是一人護送孩童就醫，其他人幫忙找牙齒。找到牙齒後，很重要的是，要從牙冠撿起，不要摸到牙根。牙根上有很多重要的細胞，若被污染，很容易壞死，大大降低治療的成功率。

牙齒脫出的緊急處置

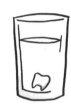
❷泡冰牛奶

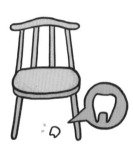
❶找回牙齒

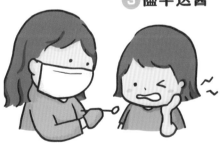
❸儘早送醫

❷ 泡冰牛奶

撿到牙齒後，必須儘速浸泡於冰牛奶中。若無法取得冰牛奶，生理食鹽水、傷者自己的口水（將口水吐在杯子中。）或礦泉水也可以，但是效果較差。千萬記得，使用冰牛奶浸泡牙齒的存活率，遠高於其他溶液。

▲ 使用冰牛奶浸泡牙齒的存活率，遠高於其他溶液。

❸ 儘早送醫

除了泡冰牛奶，即時就醫，也是牙齒存活的關鍵。

牙齒是否能植回，要由醫師評估。牙齒植回後，也需要密切追蹤。外傷的牙齒，不論是斷裂、位移或脫出，會不會發炎很難預測，務必定期回診。發炎沒有即時處理，會導致牙根和齒槽骨被破壞。不但牙齒可能不保，未來的植牙治療也會更加困難。

如果找不到脫落的牙齒（通常是車禍現場），或是經醫師評估牙齒無法植回，因為缺少門牙會影響美觀和自信心，可以配戴兒童假牙，成年後才能做植牙或固定式假牙。

 沈醫師小叮嚀

避免牙齒外傷，從事運動時，要有適當的安全設備或配戴運動牙套。騎乘機車，配戴全罩式安全帽，才能有效避免牙齒受到撞擊。不幸發生意外牙齒脫落，務必記得找、泡、送三個步驟，才能提高牙齒的存活率。

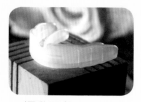

▲ 運動牙套。
（照片提供：Solar Life）

✅ 撞到牙齒，該掛門診還是衝急診？

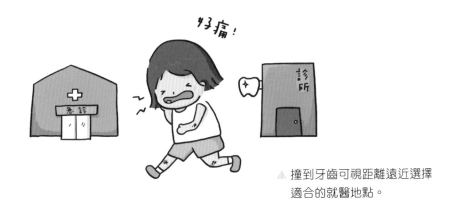

▲ 撞到牙齒可視距離遠近選擇
　適合的就醫地點。

　　如果是恆牙脫出，非常緊急，要先將掉落的牙齒放冰牛奶中保存，還要趕快將牙齒植回。這時該去大醫院急診還是牙科診所呢？

視距離遠度而定

　　如果半小時內可以抵達醫院急診，建議直接到急診。因為牙齒脫落的處置較複雜，醫院的醫師比較有相關經驗。但如果到急診的時間超過半小時，可先到附近的牙科診所作緊急處置（先將脫落的牙齒植回），再到大醫院急診作後續的處理。

> !注意　不是每家醫院都有提供 24 小時牙科急診。萬一跑到沒有牙科醫師值班的醫院掛急診，還是會被轉介到其他醫院，（請參見 P.47 牙科急診的醫院列表）。平時可以留意離住家或學校最近的牙科急診是哪一間醫院。

除了上述恆牙脫出的情形，其餘的兒童牙齒外傷，相對較不緊急，但最好儘快（當天或隔天）至牙科診所或醫院處置。

就醫處置流程

❶ 生理評估

外傷科醫師會先確認有無腦震盪，之後縫合或清創臉部、手腳的傷口。

❷ 轉介牙科

視兒童的配合度，拍攝必要的 X 光；口內的傷口由牙科醫師處理；牙齒斷裂，以材料暫時填補；牙齒動搖，用鋼線固定。如果兒童無法配合，部分治療可以暫緩，待後續約診再完成。

❸ 門診追蹤

牙齒外傷，不論外傷的種類（斷裂、位移、動搖），一定要找牙科醫師定時追蹤，才能降低併發症的影響。如果是乳牙的外傷，要追蹤到換牙，才能避免影響恆牙的發育。

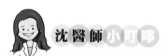

沈醫師 小叮嚀

外傷當下，孩童因為疼痛、受驚嚇，可能會焦慮、害怕。除了門牙脫落需要立即植回（只限恆齒，乳牙不植回），其餘治療大多可以暫緩。可稍待幾天，傷口較不疼痛、孩童的情緒穩定時，再到門診完成，以兼顧孩童的配合度及治療品質。

台灣各縣市有全時段牙醫急診列表

（僅供參考，請依各大醫院公告為準）

北北基 台大醫院、台北榮民總醫院、三軍總醫院、馬偕醫院、新光醫院、國泰醫院台北總院、北醫附設醫院、台北長庚醫院、萬芳醫院、雙和醫院、亞東醫院。

`僅限上班時間` 北市立聯合醫院、恩主公醫院、輔大附設醫院、振興醫院、臺安醫院、基隆長庚醫院。

桃竹苗 林口長庚醫院、 國軍桃園總醫院。

`僅限上班時間` 衛福部桃園醫院、聯新國際醫院。

中彰投 台中榮民總醫院、中國醫大附設醫院、中山醫大附設醫院、國軍台中總醫院、童綜合醫院、彰化基督教醫院。

`僅限上班時間` 衛福部豐原醫院、彰化秀傳醫院、潭子慈濟醫院、彰化員生醫院、南投佑民醫院。

雲嘉南 台南柳營奇美醫院、台南永康奇美醫院、成大附設醫院、雲林若瑟醫院。

`僅限上班時間` 嘉義聖馬爾定醫院、嘉義長庚醫院、嘉義基督教醫院、台南市立醫院、台南新樓醫院、麻豆新樓醫院、大林慈濟醫院。

高屏澎 高雄醫大附設醫院、高雄榮民總醫院、高雄長庚醫院、義大醫院、國軍高雄總醫院。

`僅限上班時間` 國軍高雄左營分院、高雄小港醫院、高雄大同醫院、高雄阮綜合醫院、屏東東港安泰醫院、屏東基督教醫院。

宜花東 鎮宜蘭陽明附設醫院、花蓮慈濟醫院。

`僅限上班時間` 國軍花蓮總醫院（8:00-24:00）、羅東博愛醫院。

資料來源：https://dep.mohw.gov.tw/domhaoh/cp-489-1929-107.html

兒童牙齒矯正

　　兒童牙齒若排列不整齊，不易清潔，容易蛀牙或牙齦發炎。有些咬合不正，還會影響臉型發育，連帶影響美觀和兒童的自信心。台灣兒童咬合不正的比例超過六成。為什麼會咬合不正？可以預防嗎？

✓ 咬合不正的原因及預防

案例

　　「醫師，請問她牙齒的排列有沒有問題？以後需不需要矯正？」

　　躺在治療椅上的 4 歲女孩，牙齒很整齊。有定期來看診，也沒有蛀牙。

　　「目前不用。以後的事情很難說，開始換牙才知道。」

　　「這樣喔！因為我自己有矯正過牙齒。我覺得治療的過程很辛苦，能不能趁她還小，做點什麼，以後才不用矯正。」站在一旁的媽媽解釋著。

很多家長，會在孩子還小的時候，就帶來諮詢。希望早一點發現問題，減少未來的治療的時間或是複雜度。

牙齒為什麼會「長歪」？是遺傳嗎？可以預防嗎？

牙齒的排列和身高一樣，基因、遺傳的影響占一定的比例。遺傳的因素無法改變，如何靠後天的努力彌補呢？以身高為例，如果有均衡的營養、充足的睡眠、規律的運動，身高較矮的家長，也可能養出高個子的小孩。

而牙齒排列的整齊度和臉部發育、顎骨生長、牙齒的大小和數目都有相關聯。要如何做，才能擁有整齊的牙齒呢？

注意 3 件事，減少咬合不正

牙齒排列不整齊，會影響臉型、外貌，降低兒童的自信心，還會因為不好清潔，容易蛀牙或牙齦發炎。牙齒長歪跟遺傳或生活習慣有關嗎？除了長大後做矯正治療，有沒有方法能夠預防咬合不正？

❶ 充分咀嚼、少吃軟質食物

現代人咬合不正的比例，遠高於古代人。根據考古學的研究，咬合不正的比例在工業革命後大幅提升，推測主要原因是飲食習慣的改變。十八世紀開始，人們能吃到很多精緻的加工食品，長期吃偏軟質的食物，會減少對顎骨發育的刺激，導致顎骨發育不足，牙齒所需的位置不夠，排列就無法整齊。

建議孩子滿 2 歲後，就少用食物剪，並且少吃加工過的精緻食物，從小鍛鍊咀嚼力，促進顎骨發育，就能減少咬合不正的機率。

❷ 鼻子過敏、口呼吸要注意

過敏性鼻炎、扁桃腺肥大是口呼吸的主要原因。有這類情形的孩子常常會打噴嚏、流鼻涕、睡覺打呼、呼吸道感染（鼻竇炎、腮腺炎、中耳炎等）。口呼吸嚴重的兒童，因為呼吸的方式不正確，嘴唇的密合度、舌頭的擺放位置、臉部肌肉的功能都會受到影響。再加上兒童處於發育期，長時間口呼吸，常常會有上顎牙弓狹窄、牙齒不整齊的後遺症，甚至影響臉型發育。

千萬不要輕忽口呼吸的影響。若兒童有口呼吸的情形，應趁早找耳鼻喉科醫師看診，評估是否需要治療。

❸ 維持乳牙健康，預防蛀牙

蛀牙和牙齒排列不整齊也有關聯。蛀牙了，尤其是牙縫的蛀牙，因為補洞前要將蛀掉的部分挖掉，牙齒的尺寸會稍微變小。如果反覆蛀牙或是有好幾顆蛀牙，乳牙所占據的體積就會減小。乳牙所保留的位置，是未來新牙齒的家；位置變小了，換牙後沒有足夠的空間容納新牙齒，排列就不整齊。

如果因為蛀牙嚴重乳牙被拔掉了，空間的缺失會更多。所以，乳牙的健康很重要，蛀牙後，除了會牙痛，還可能增加齒列不正的風險。

注意三件事，減少咬合不正

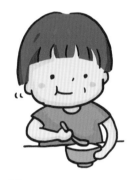

❶ 充分咀嚼
少吃軟食

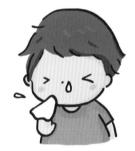

❷ 鼻子過敏、口呼吸
要注意

❸ 預防蛀牙

 沈醫師小叮嚀

牙齒的健康和咀嚼、發音、臉部發育息息相關。充分咀嚼、少吃精緻食物、避免口呼吸、預防蛀牙，才能擁有健康又整齊的牙齒。

✅ 幾歲可以開始矯正牙齒？早期矯正的優缺點

案例

「醫師，他牙齒長這麼亂，幾歲矯正比較好？」

「趁早矯正，還是換完牙長大再做？」

「沒有矯正，會有不好的影響嗎？」

小孩開始換牙，約 6 歲後，家長會很重視新的牙齒。只要牙齒長歪、暴牙、門牙中間有縫，家長都會帶來牙科諮詢。

咬合不正對孩子的影響

● 外表

第一印象很重要，談吐、穿著和外表都是決定第一印象的重要因素。現在醫美、微整型很盛行，就是因為大家覺得外表很重要，願意投資在醫美提升顏值，讓自己更有自信。有些研究更顯示，外貌會決定薪水高低，擁有好看的外表，收入會更高。

　　大家想想看，迪士尼電影裡的公主、王子，都是一口潔白整齊的牙齒；而白雪公主故事裡的巫婆，只剩下幾顆爛牙，可見牙齒對一個人的形象有多重要。

● 清潔

　　牙齒凌亂，不管是刷牙或是使用牙線，都較難清潔，尤其是牙縫。因為清潔困難，相對容易蛀牙、牙齦發炎或是罹患牙周病（牙周病中年後才會發生）。

● 臉型

　　除了暴牙會嘴凸、戽斗有長下巴，咬合不正，還可能影響臉型的對稱，尤其是還在發育期的兒童。多數人的臉性都沒有 100％左右對稱，有些微的差異，但是不易察覺。

　　兒童、青少年時期，如果因為咬合不正，牙齒咬在不正確的位置，臉部的骨骼，尤其是下巴，會朝不理想的方向生長，嚴重時臉型會明顯不對稱（例如下巴歪斜）。

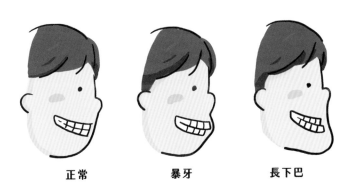

正常　　　　　暴牙　　　　　長下巴

● 咀嚼、發音

前牙開咬（上下門牙咬不到）或是戽斗（下巴前凸），吃某些食物（例如麵條）會咬不斷，咀嚼不順；而牙齒不整齊，會影響嘴型，講某些特定的字時，發音會不標準，有鼻音或是「說話漏風」。

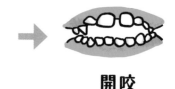

開咬

● 外傷風險高

暴牙的人，門牙會前凸，不小心撞到臉部時（跌到、運動傷害或車禍），很容易撞到門牙，使牙齒斷裂、移位或牙神經發炎；而斷裂的門牙，因為在美觀重點區，修復時（樹脂填補或做假牙），困難度會比較高。

● 睡眠呼吸終止症

睡眠呼吸終止常見於肥胖或是下巴窄小、後縮的患者。有此類症狀的人，睡覺時經常會打呼，偶會暫停呼吸，睡眠品質差且白天精神不濟。

進行牙齒矯正治療能改善輕度至中度的睡眠呼吸終止症，但需要跨團隊的評估（耳鼻喉科醫師、牙科醫師、睡眠專科醫師）。

如何判斷是否需要矯正？

考慮要不要矯正牙齒時，可以從兩個大方向去思考：美觀（外表、臉型）和功能（咀嚼、發音）。先釐清自己最介意的部分，再和牙醫師討論治療目標。

要不要矯正，有時候很主觀。以眼睛為例，有人會去割雙眼皮，追求炯炯有神的大眼睛，有些人卻覺得單眼皮是一種特色。同樣是暴牙，有的人很介意，有些人毫不在意。

連在時尚圈，也有許多著名的「牙縫名模」，他們拒絕矯正牙齒，門牙中間的牙縫反而是個人特色。

牙齒排列不整齊，除了外貌，還會有哪些影響呢？其實還跟口腔疾病、臉型發育、咀嚼功能、睡眠呼吸終止症有關聯。

哪些狀況可能需要早期矯正？

若有缺牙、錯咬、深咬、開咬等問題，可以儘早找牙醫師評估。以上類型的咬合不正，建議早期矯正。不過，開始治療的時間和治療方式，仍需由醫師根據兒童的年齡、臉型和齒列，個別評估。

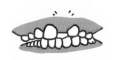
缺牙

錯咬

深咬

開咬

● 早期矯正的優點

　◉ 降低牙齒外傷風險：

　　青少年時期是牙齒外傷的高峰期。暴牙的兒童，早期改善，能減少撞到牙齒的風險。

　◉ 改善外觀，增加自信：

　　求學階段，特別是青春期，會特別在乎外貌。提早改善齒列不正，能減少對外表的焦慮，增加自我價值感。

　◉ 減少未來矯正的治療時間或複雜度：

　　早期介入，有可能避免換完牙齒後的二次矯正；或是二次矯正時的時間會縮短。

● 早期矯正的缺點

　◉ 兒童的配合度：

　　兒童本身沒有治療意願，不願意配戴矯正裝置，或是沒有正確配戴，可能會拖延治療進度，增加整體治療時間，或成果不如預期。

　◉ 容易蛀牙：

　　配戴矯正裝置期間，要加強牙齒的清潔。如果刷牙習慣原本就不理想，或是容易蛀牙的兒童，矯正期間牙齒更容易脫鈣或蛀牙。

● **不確定性較高：**

兒童因為仍處於換牙期，可能在換牙的過程，發現新問題，需要更改治療計畫或是延長治療時間。

● **可能需要第二次矯正：**

有些牙齒的問題，無法在早期矯正完全處理。必須等到換完牙後，才能一併治療。

 沈醫師小叮嚀

關於牙齒矯正，每個人的狀況（臉型、年紀、咬合狀況）差異很大。大家可以從美觀和功能兩方面去考量。目前的醫學證據顯示，暴牙的兒童早期矯正，能減少牙齒外傷的風險。其餘的牙齒狀況，建議由醫師評估是否適合早期介入。

備註：每個人的個體差異大，建議以實際看診醫師的建議為主。

參考資料

· Grippaudo, C et al. "Association between oral habits, mouth breathing and malocclusion." "Associazione fra abitudini viziate, respirazione orale e malocclusione." Acta otorhinolaryngologica Italica : organo ufficiale della Societa italiana di otorinolaringologia e chirurgia cervico-facciale vol. 36,5 (2016)

· Varrela, J. "Occurrence of malocclusion in attritive environment: a study of a skull sample from southwest Finland." Scandinavian journal of dental research vol. 98,3 (1990)

· Ruhl, C M et al. "Diagnosis, complications, and treatment of dentoskeletal malocclusion." The American journal of emergency medicine vol. 12,1 (1994): 98-104.

· Huynh, Nelly T et al. "Orthodontics treatments for managing obstructive sleep apnea syndrome in children: A systematic review and meta-analysis." Sleep medicine reviews vol. 25 (2016): 84-94.

· de Britto Teixeira, Andressa Otranto et al. "Treatment of obstructive sleep apnea with oral appliances." Progress in orthodontics vol. 14 10. 23 May. 2013, doi:10.1186/2196-1042-14-10

2 蛀牙 預防篇

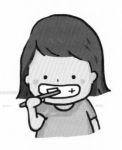

　　控制糖尿病、高血壓等慢性病，需要定時吃藥，還要改善生活、飲食習慣。蛀牙也是慢性病，同樣需要從生活和飲食習慣著手，搭配治療，才能有效控制。這個章節會破解常見的蛀牙迷思，分享刷牙的技巧、增加牙齒抵抗力的方法，以及日常飲食上的建議。

準媽媽注意！
孕期牙齒保健重要觀念

　　從胎兒時期就要注意寶寶的牙齒健康！母親的蛀牙菌種會垂直傳染給寶寶，所以從孕期就要注意！

✅ 準媽媽護牙 3 招，避免蛀牙垂直感染

案例

┄┄┄┄┄┄┄┄┄┄┄┄┄┄┄┄┄┄┄┄┄┄┄┄┄┄┄┄┄┄┄┄┄

曉婷摸了摸肚子，不可置信身體裡住了另一個生命。

「孕期還有七個月，一定要好好呵護寶寶。」

曉婷發揮學生時代 K 書的精神，翻開媽媽手冊，一頁一頁細讀。

「遇到不舒服的症狀可以如何處理？頻尿、噁心、嘔吐⋯⋯」書上寫的這些，曉婷都經歷了。希望隨著日子過去，噁心、孕吐能減緩，能夠隨心所欲吃東西解饞。

翻到準媽媽生活篇，第 56 頁寫到「……接受牙醫師每半年口腔檢查及洗牙一次。」

想不起來上次檢查牙齒，是什麼時候了。曉婷拿起手機，在行事曆寫上「預約牙醫」。懷孕期間，牙齒變得更敏感。遇到偏冷的食物，會感到一陣酸痛，有時候刷牙還會流血，真的該看醫生了。

孕期牙齒保健相關問題

女性在懷孕期間，飲食、作息生活都面臨極大的改變。除了要忍受孕吐、腰酸背痛、疲勞、頻尿等不適，還要注意營養的攝取、適度的運動和休息。為了寶寶的健康，各方面都要面面俱到，相當辛苦。

大家都清楚孕婦要戒菸、戒酒、少吃生冷食物。一般人較不瞭解口腔疾病：蛀牙、牙周病對寶寶的影響。孕婦若有蛀牙、牙齦發炎或牙周病，沒有好好治療，對寶寶的牙齒，甚至全身健康都有不良影響。

準媽媽護牙三招

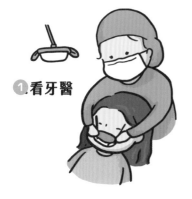

❶看牙醫

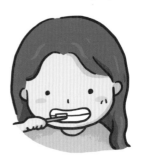

❷刷牙＋牙線

❸木糖醇取代甜食

Q1 蛀牙相關：**媽媽容易蛀牙，小孩也會容易蛀牙？**

　　媽媽容易蛀牙，小孩也會容易蛀牙。母親的蛀牙菌種是會垂直傳染給寶寶的，加上媽媽常是主要照顧者，會影響孩子的飲食、潔牙和看診習慣。從 1940 年代，就有很多科學研究證實，母親的口腔健康和寶寶的蛀牙是相關聯的。

　　而寶寶的口腔一旦被蛀牙菌入侵，住下來，它會像釘子戶一樣賴著不走，所以媽媽們一定要超前佈署，在寶寶出生前就做好準備，照顧好自己的牙齒。

Q2 牙齦炎相關：**媽媽牙齦發炎，寶寶蛀牙的風險也會增加？**

　　刷牙的時候會流血，可能是牙齦發炎了。通常牙齦炎是因為牙齒沒刷乾淨或是罹患牙周病導致。準媽媽的口腔狀況不理想，通常蛀牙也會較多，所以，母親牙齦發炎，寶寶蛀牙的風險也會增加。

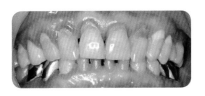

▲ 母親牙齦發炎寶寶蛀牙機率也會提高。

Q3 牙周病相關：**媽媽有牙周病，可能會生下體重輕的寶寶？**

寶寶若早產（早於37週出生），有些會體重過輕（少於2500克）。新生兒早產或是體重過輕，和母親的年紀、身高、體重、菸酒習慣、營養和壓力有關。自1990年代中期開始，許多研究探討母親牙周病和新生兒早產、體重過輕的相關性。

2013年台灣長庚醫院的研究，也證實母親有牙周病和新生兒體重過輕有顯著的相關性。為什麼有牙周病會影響胎兒呢？牙周病是口腔細菌引起的發炎反應，發炎會產生細胞激素等化學物質；推測是其中某些物質經由血液，從口腔跑到胎盤，引起發炎反應而導致早產。

若是刷牙容易流血、口臭無法改善、牙縫變大、牙齦萎縮、牙齒對冷熱敏感或是牙齒動搖，都是牙周病的症狀，一定要及早找牙醫師治療。

孕期治療牙周病，以洗牙為主，移除牙結石，減緩牙齦發炎。懷孕中期（第四至六個月）較適合做治療，且孕期每三個月就有一次洗牙的健保補助。

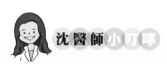

沈醫師小叮嚀

想生出健康寶寶，除了吃好睡好，準媽媽也要照顧好自己的牙齒。有蛀牙或牙周病，記得儘早治療。

準媽媽該怎麼照顧寶寶的牙齒呢？

記得看牙醫

懷孕前，或是懷孕四至六個月時洗牙或填補蛀牙。

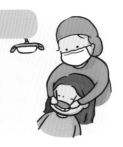

② 刷牙＋牙線

三餐飯後和睡前都要刷牙和用牙線。刷牙和用牙線是基本功，一定要正確執行，也可以使用漱口水加強清潔。如果沒辦法三餐後都做到，至少睡覺前一定要好好清潔。

③ 木糖醇取代甜食

如果懷孕的時候偏好吃甜食，建議吃木糖醇口香糖取代甜點。能夠解饞，又不容易蛀牙。

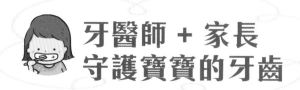

牙醫師 + 家長
守護寶寶的牙齒

　　想打敗蛀牙，只靠牙醫師檢查是不夠的喔！6 歲前，寶寶的清潔能力尚且不夠，潔牙保健是家長的責任，請務必再協助寶寶檢查。

✔ 打敗蛀牙，只靠牙醫師是不夠的

案例

　　開診的第一個病人，是超過一年沒有回診，讀中班的小楷。一檢查，牙齒上一層厚厚的牙垢，還有四個大蛀洞，都嚴重到需要抽神經了。我快速看了一下病歷，剛滿 3 歲的時候，小楷就曾經因為滿口蛀牙，加上年紀小無法配合，一上診療椅就哎哎叫，最後在全身麻醉下接受治療。

　　當年的小楷，20 顆乳牙，有 6 顆抽神經，還裝了 8 顆牙套。怎麼一年後，又有 4 顆新蛀牙呢？

打敗蛀牙一定要做的三件事

❶.少吃甜食

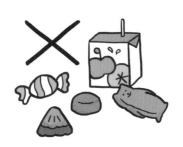

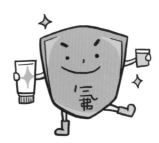

❷.補充氟化物

❸.好好刷牙

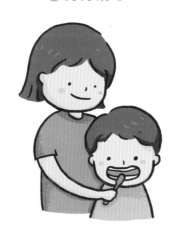

「在家裡刷牙配合嗎？」我試著找出蛛絲馬跡。

「他都堅持要自己刷，不讓我們檢查。」小楷的媽媽無奈的回答。

「常常吃甜食嗎？」

「他很喜歡吃巧克力，不給他就會鬧。我們跟長輩同住，他一鬧長輩就會來關心……。」

蛀牙是一種慢性疾病

蛀牙其實是一種慢性疾病，如同高血壓、糖尿病等慢性病，醫師的經驗再老道、技術再好，病人沒有配合調整飲食和生活習慣，血壓、血糖很難控制穩定。同樣的，有蛀牙，找醫師填補，卻沒有改變習慣，填補物的邊緣或是其他的牙齒遲早會再蛀牙。

補蛀洞只能治標，不能治本

蛀牙是細菌引起的疾病，把蛀洞補起來，是沒辦法殺死或趕走蛀牙菌的。許多家長以為找牙醫師補牙，就盡到責任了，依然放縱孩子吃甜食不刷牙。常吃甜食，會滋養大量嗜吃糖分的蛀牙菌，久而之，這批蛀牙菌成為嘴巴裡的老大，大口吃糖、大量製造酸性物質破壞牙齒。

● **要預防蛀牙，一定要少吃甜食**

除了減少攝取，還要集中時間吃，一天二至三次的點心時間。

● **有蛀牙，除了治療，刷牙也很重要**

一顆牙齒有四到六個面，乳牙共有 20 顆，幼兒園的兒童是沒辦法刷乾淨的，家長一定要再刷一次。國小以上的兒童，爸媽也要檢查有沒有認真刷牙。

口腔環境崩壞，應 3 ～ 6 個月定期回診

小小年紀就有蛀牙，代表口腔環境崩壞，而環境是很難改變的。除了少吃甜食、勤刷牙，還要定期三到六個月回診。牙醫師會根據蛀牙的風險，定期拍 X 光、給予適當的氟化物。每次回診檢查都沒有新蛀牙，才算是抗「蛀」成功。

 沈醫師小叮嚀

打敗蛀牙，除了補牙，家長一定要做的 3 件事：

❶ **少甜**：減少吃甜食，集中時間吃，一天最多三次。

❷ **多氟**：要有效抑制蛀牙菌，必須靠氟化物。包括：含氟牙膏、含氟漱口水、吃氟錠、牙醫師塗氟（氟化物的使用劑量，請參考第 94 頁）。

❸ **好好刷**：6 歲以下的兒童刷牙後，請家長再刷一次。6 歲以上，家長要檢查。建議搭配牙菌斑顯示劑，才能徹底清潔。

✅ 學校有檢查牙齒，不用再看牙醫？

案例

- -

「沈醫師，收到學校發的口腔檢查的回覆單，要麻煩你填寫，明天要交給老師。」

單子上寫著兩顆蛀牙，我仔細檢查口腔，卻沒有看到蛀洞。又安排拍 X 光，確認沒有蛀牙，才填寫回覆單。

「看到單子上寫有蛀牙，好擔心，趕快帶他來檢查。」媽媽聽到我說沒有蛀牙，才鬆了口氣。

「可能是吃完東西沒有刷牙，牙醫師看到牙齒上黑黑的，謹慎起見，建議再檢查一次。」

「原來是這樣啊！」

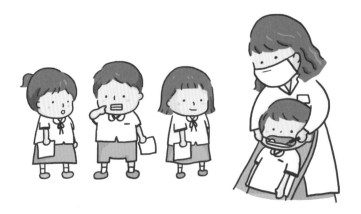

破解口腔檢查 3 大迷思

　　一到學校口腔檢查的季節，門診就會收到好幾張需要回覆的檢查單。不論是幼兒園或是國小，會有駐校牙醫或是合作的醫師定期幫小朋友檢查。很多家長會覺得，學校有檢查過牙齒了，就不用再跑一趟牙醫診所了吧？真的是這樣嗎？

迷思

1　在學校有檢查了，不用看牙醫了吧？

　　多數的學校沒有牙科專用的診療椅（少數的學校有，但通常很老舊），牙醫師必須利用國小的課桌椅，加上手電筒的燈光輔助，在克難的情況下檢查牙齒。

　　另外，檢查每個學生的時間有限，畢竟學生有課要上，老師有進度要追，真的無法取代常規的看診。

迷思

2　學校檢查寫沒有蛀牙、不用複診，好棒棒？

　　這就不一定，學校除了沒有牙科診療椅，更不會有 X 光設備。牙醫師要百分百確定有沒有蛀牙，除了目視的檢查，一定要搭配 X 光的拍攝，才能斷定到底有沒有蛀洞。

迷思

3 聽起來學校檢查好像不仔細，是不是醫師隨便看？

願意花時間、體力，幫好幾十位、上百位孩子檢查的醫師，都很不簡單。通常檢查完，不是腰酸就是背痛。因為在沒有診療椅的情況下看診，必須採取非常不合乎人體工學的姿勢，長時間容易罹患頸椎、腰椎疾病（牙醫師的職業病）。

門診遇到很多病人因為校牙醫的檢查，發現蛀牙、阻生齒、缺牙等問題，家長才警覺牙齒有狀況，趕快帶來求診。謝謝這些牙醫師的把關，才能即時介入治療。

提早發現蛀牙，能避免蛀牙惡化發炎，至於上述缺牙等這類的特殊狀況，早期治療，有可能大幅減少未來矯正的複雜度和所需時間。

 沈醫師小叮嚀

學校檢查很方便，但只是牙齒保健的一環。因為在學校，學生人數多，醫師沒有足夠的檢查時間、沒有完整的牙科設備，只能做到初步的口腔檢查和評估。還是建議大家要每半年到診所檢查，才能提早發現問題及時處理。

別怪孩子刷不乾淨：
6 歲前潔牙保健是照顧者的責任

案例

「媽媽，今天我想要自己洗澡。」

兒子滿 3 歲後，很多事情都想要自己來，不要大人幫忙。

「媽媽，你去外面等。」我點點頭，假裝離開，在門口偷偷觀望小孩在做什麼？

一看到大人不在，弟弟坐在小椅子上，把蓮蓬頭當水槍，在淋浴間四處發射砲彈，就是沒有沖在自己身上。

「弟弟，你洗好了沒？」聽到我的聲音，弟弟趕緊拿起肥皂抹身體。

「洗好了。」

聽到他的呼喚，我走進浴室「每個地方都洗乾淨了嗎？」

「有啊，我洗得很乾淨。」弟弟驕傲的看著我，露出燦爛的笑容。

「最好是有洗乾淨啦！」我心裡想著，沒有說出口。一看，整個淋浴間都是積水，連天花板都在滴水，地上的瓶瓶罐罐東倒西歪。

手一摸，他的小肚子上還有肥皂。只好默默地幫他再洗過一次。

「媽媽，洗澡好好玩，我以後都要自己洗。」弟弟一邊穿衣服，我一邊幫他吹乾頭髮。

「你洗完要讓媽媽檢查，看看有沒有洗乾淨。」明明就在玩水，以為你老媽這麼好騙嗎。

「好啦！」弟弟不甘願的回答，就跑去玩玩具了。

家裡有堅持都要自己來的小小孩嗎？

洗完澡、擦完屁股，大人會不會檢查？

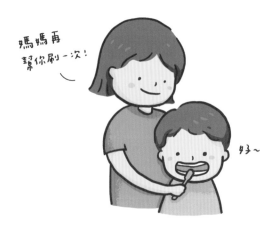

媽媽再幫你刷一次！

好～

▲ 孩子刷完牙之後，家長要記得再檢查一次喔！

大人應協助檢查孩子的牙！

　　兩歲以上的小朋友，很多事情都想要自己嘗試，覺得自己長大了，不要大人幫忙。像是吃飯、穿衣服、收玩具、整理棉被，都可以讓小朋友練習。

　　但是，大人要檢查！

　　小孩上完廁所，沒有檢查的下場就是 —— 洗內褲的時候，很令人崩潰；小孩刷完牙沒有檢查，長期下來會蛀牙，比髒褲子還可怕。

● 6 歲前的潔牙保健是照顧者的責任

　　這句話出自衛福部的宣導海報。6 歲以前的小朋友是「沒辦法」把牙齒刷乾淨的，家長一定要再刷一次。學齡前兒童連洗澡、擦屁股這種大動作都做不好，怎麼可能把 20 顆牙齒，每顆牙齒的每一面刷乾淨？

● 滿 6 歲不代表刷的乾淨

　　就算是國小、國中的大朋友，很多人也刷不乾淨（技巧不對、懶得刷牙、根本沒刷）家長還是要檢查。

● **檢查刷牙請用牙菌斑顯示劑**

　　光用眼睛看，連牙醫師都很難分辨有沒有 100％刷乾淨。建議用牙菌斑顯示劑。它是一種染劑，會與牙垢上的蛋白質結合，色素沈積。塗上後，牙齒表面的髒汙會呈現紅色或紫色，看得一清二楚。

　　不管是偷懶亂刷還是沒刷，顯示劑塗上去，立刻現形，用來教小朋友練習刷牙、使用牙線，學習效果一百分。

　　（詳細操作步驟，請參考第 90 頁）

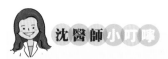

沈醫師小叮嚀

6 歲前的潔牙保健是照顧者的責任，小孩刷完家長要再刷一次。小小孩堅持自己刷，一定要跟他約定，爸媽會檢查，沒刷乾淨還是要重刷。

刷牙技巧輕鬆學

要照顧好孩子的牙齒，刷牙的技巧很重要，但是小小孩很難自己將牙齒刷乾淨，這時就需要父母來幫忙把關。

✅ 成功刷牙的關鍵：「地點」和「姿勢」

案例

「媽媽，他蛀牙很多顆，平常有在刷牙嗎？」

「醫師，我知道刷牙很重要，但是每次要刷牙他都會大哭亂動，或是咬牙刷，沒辦法刷啊！」

想要好好幫孩子刷牙，但是小孩卻亂動、尖叫或跑給你追？十個孩子有九個都討厭刷牙，各位爸爸媽媽不要灰心，只要選對刷牙的地點和姿勢，就能輕鬆刷好一口牙。

刷牙的地點和姿勢

● 地點

　　大家通常習慣在浴室幫孩子刷牙。但是浴室濕滑、空間狹小，不是理想的刷牙地點。建議選擇有鋪地墊或巧拼的房間，或是臥室的床鋪上比較安全（小孩反抗打滾也不會受傷）。

● 姿勢

　　幫孩子刷牙時，各位爸爸媽媽是和孩子面對面，還是站在後方？建議讓孩子平躺，父母坐在後方，類似牙醫師看診的姿勢。讓孩子平躺，不論是上排或下排、前面或後面的牙齒，爸媽都可以看的很清楚，這樣才有辦法刷乾淨（請參考右頁圖）。

　　如果孩子會抗拒，爸媽可以利用大腿稍微壓住孩子的手（有些小小孩的手會抓牙刷或亂動），這樣就能一手拿牙刷，另一手扶著孩子的頭部，專心刷牙了。最好是一個家長負責刷牙，另一人扶住孩子的腳，並和孩子對話轉移注意力；也可以請小朋友選一個心愛的玩具陪他刷牙，增加刷牙的樂趣。

躺著才能刷乾淨

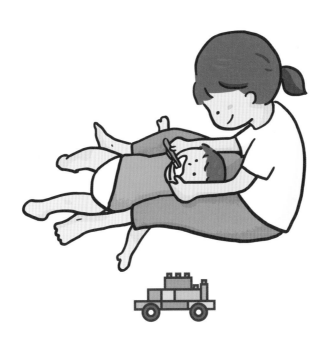

▲ 請小朋友選一個心愛的玩具陪他刷牙，
　增加刷牙的樂趣。

牙膏、牙線的使用

● 牙膏

躺著刷牙，沒辦法漱口，牙膏都吞下肚了，安全嗎？（兒童牙膏的使用，請參考第 82 頁。）除了控制牙膏的用量，可以家長先不沾牙膏、只用開水協助刷牙，孩子再自行用含氟牙膏刷牙，就能確保牙齒刷的乾淨又有氟化物的保護作用。

● 牙線

牙線從寶寶有牙縫後就要開始使用，建議 3 歲前養成使用習慣。牙刷的刷毛沒辦法深入到窄小的牙縫，一定要靠牙線才能有效清潔。牙線的使用比牙刷更複雜，建議 6 歲前都由家長執行。

小孩不喜歡刷牙？很正常！

門診遇到沒有刷牙習慣的孩子，家長的理由普遍是：小孩不讓大人刷牙、不喜歡刷牙、刷牙會哭、嘴巴不張開⋯⋯。

這樣的現象常見嗎？當然。

口腔是很敏感的區域，刷牙的時候又不能亂動，所以大部分的孩子都不喜歡「被」爸媽刷牙。各位家長還是要努力堅持，讓刷牙和吃飯、睡覺一樣，成為日常作息的一部分，就算孩子不情願，仍要執行，才能讓寶貝們擁有健康的牙齒。

　　我自己的經驗是，從小孩 6 個月大，長第一顆牙齒開始，就天天幫他刷牙；到 1 歲多時，每次要刷牙，還是喊說不要不要，甚至翻白眼抗議。但是，身為牙醫師，知道小孩蛀牙了，治療很困難。所以，每天睡前，自己再累，小孩再不合作，還是會好好幫他刷牙。

　　每天堅持、搭配正向鼓勵，「你今天刷牙嘴巴張超大的，好厲害。」到了兩歲過後，刷牙和收玩具、洗澡一樣，不用催促，時間到了，小孩就會配合完成了。

　　每個孩子的個性不同，要慢慢引導孩子接受刷牙。每天確實執行，且在潔牙完成後，給予鼓勵。越小開始養成習慣，越容易成功。

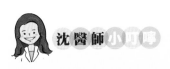

沈醫師小叮嚀

刷牙必勝絕招：

❶ **地點**：有地墊、巧拼或床墊的地板。
❷ **姿勢**：小孩平躺，父母坐在孩子後方。

長第一顆牙齒的小嬰兒就要開始刷牙了喔！

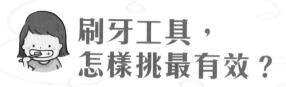

刷牙工具，
怎樣挑最有效？

　　刷牙的工具包含牙膏、牙刷，該怎麼選購才能發揮最大的功效又不傷害牙齦呢？是否需要隨著孩子的年紀更換？可以使用多久呢？不妨參考以下的建議。

✅ 兒童牙膏選購原則

　　美妝店、大賣場的生活用品區，架上陳列的牙膏品牌，不論成人或是兒童的，琳瑯滿目幾十種，該如何挑選呢？

　　小朋友通常會選擇喜愛的卡通圖案，像是巧虎、閃電麥坤、艾莎公主。家長則比較在意品牌、產地和味道。但是，哪些牙膏才有預防蛀牙的效果呢？你知道，牙膏要擠多少才夠、刷完牙其實不用漱口？每天都會用的牙膏，如何選、如何用，一起來看看吧！

標榜含氟、加鈣、木醣醇或唾液酵素，效果更佳？

要預防蛀牙，挑選含氟量至少 1000ppm 的牙膏。世界各國廣泛用於預防蛀牙的成分就是「氟」。氟化物可以促進牙齒的再礦化，並阻止蛀牙菌的新陳代謝。

台灣市售的兒童牙膏含氟量差異很大，從不含氟、500ppm 到 1450ppm 都有。選擇含氟量至少 1000ppm 的牙膏，才有預防蛀牙的效果。

● 長第一顆牙就開始使用？

小嬰兒長牙齒前，喝奶後可以使用指套或紗布巾沾開水清潔。美國兒童牙科醫學會建議，小嬰兒長第一顆乳牙後，就可以使用含氟量 1000 ppm 的牙膏刷牙，一天中有兩次刷牙使用含氟牙膏。

● 擠多少才夠？

牙膏不是越多越有效果，一定要注意小孩擠牙膏的量（有些牙膏味道很香，小孩很喜歡吃）。

未滿 3 歲孩童	3～6 歲的孩子
每次用量一顆米粒大。	每次刷牙使用豌豆大小的牙膏用量。

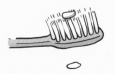
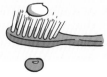

一定要買「兒童牙膏」？選購 3 疑問

孩子可不可以用成人牙膏？成人牙膏只要有含氟化物 1000ppm 以上，一樣有預防蛀牙的效果。只是成人牙膏通常有添加薄荷，大部分的兒童不喜歡薄荷清涼的味道。

在購買及使用牙膏時，家長通常會有一些疑問，不妨參考牙醫師的建議。

Q1　小孩排斥牙膏的味道，怎麼辦？

真的找不到喜歡的牙膏，可以從其他管道補充氟化物。例如氟錠、含氟化物的牙齒乳膏、找牙醫師塗氟。不過，不論是美國或台灣的兒童牙科醫學會，都強調且推廣使用 1000ppm 的含氟牙膏，所以儘量讓兒童從小習慣使用含氟牙膏刷牙。

Q2　嬰兒還不會漱口，只能挑選強調可吞食的牙膏？

可吞食的牙膏，通常不含氟化物。如果已經長牙齒的小嬰兒常吃甜食、喝含糖飲料（果汁、養樂多、優酪乳都算是）、奶睡（喝完奶沒有刷牙就直接睡著）或半夜還會討奶喝，仍建議使用含氟量 1000ppm 以上的牙膏，才能避免蛀牙。只要謹記 3 歲以下，牙膏每次用量一顆米粒大，就能避免氟化物過量。

刷完牙一定要漱口？

　　大多數市售的牙膏含有發泡劑，刷牙時會產生很多泡沫，大家就會習慣大口漱口，把泡沫漱掉。但其實這樣做的同時也把殘存在牙齒表面的氟化物漱光光，含氟牙膏的效果大打折扣。

　　美國兒童牙科醫學會建議，刷完牙其實不用漱口，只要把多餘的牙膏和泡沫吐掉即可。這樣才能讓氟化物停留在牙齒表面，達到預防蛀牙的效果。

　　建議挑選低泡沫配方，也就是不含起泡劑的牙膏。除了能減少不必要的漱口，爸媽幫小朋友刷牙時，不會被一堆泡泡干擾視線，更能仔細地做好牙齒的清潔。

氟過量會中毒嗎？

急性氟中毒會噁心、嘔吐或腹瀉。以 5 到 6 歲，約 20 公斤的小朋友為例，使用 1000ppm 的含氟牙膏，要一次吞食半條的家庭號牙膏，才可能達到中毒劑量。

⭐ 慢性氟中毒會導致氟斑齒，牙齒表面會有色素沉澱，影響美觀。

⭐ 氟斑齒較常見於有飲水加氟的地區，在台灣很少見（台灣沒有飲水加氟）。

不過，仍要提醒家長，6 歲以下的兒童使用氟化物，還是要注意用量。

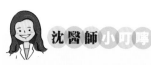 沈醫師小叮嚀

預防蛀牙，選牙膏的 3 大原則：

❶ 要含「氟」：世界公認預防蛀牙最有效的成分。

❷ 含氟量至少 1000 ppm：含氟量 1000ppm 以上的牙膏才有預防蛀牙的效果。

❸ 低泡沫配方：選擇不含起泡劑的牙膏，才能減少漱口，讓氟化物留在牙齒表面。

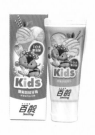 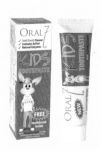

▲ 符合以上三個條件的牙膏品牌：百齡 kids 雙氟防蛀牙膏（產地：台灣）、Oral7 口立淨兒童酵素牙膏（英國原裝進口）。

✅ 兒童牙刷選擇 3 個重點

在最前線掃除牙菌斑（牙垢）的牙刷，是打擊蛀牙最有效的武器。牙刷是靠刷毛機械性的力量，移除黏附在牙齒表面的蛀牙菌和細菌的酸性產物（就像是用菜瓜布洗掉碗盤上的油污）。每天都會用到的牙刷，有哪三個重點要注意呢？

挑選原則

選擇軟毛，刷頭較小、手柄好握的牙刷。

❶ 軟毛的牙刷能減少對於牙齦的傷害。

❷ 兒童的嘔吐反射較成人明顯，選擇小頭的牙刷，刷後排牙齒時比較不會引起乾嘔。

❸ 幼兒園小朋友手掌抓握能力尚未完全成熟，可以選擇握柄較粗的牙刷。

使用期限

● 多久要更換？

建議每使用三至四個月要更換；但如果因為使用力道不當，或是小孩喜歡咬牙刷，只要刷毛開花了，就要換。

刷毛開花或磨損後，清潔效果就會下降，甚至會傷害牙齦，記得要定期汰換喔！

● **如何保持清潔？**

　　刷完牙後，要好好沖水移除刷毛上殘餘的牙膏和殘渣，避免累積污垢；還要讓牙刷直立，自然風乾，如果將潮濕的牙刷收納在密閉的盒子或櫥櫃，容易孳生更多細菌。

選擇手動的牙刷還是電動牙刷？

　　一般手動的牙刷和電動牙刷都能有效清潔牙齒。對於手部動作較不靈巧的人，例如老年人、身心障礙者或兒童，可以考慮使用電動牙刷來加強清潔。

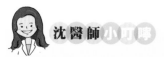

沈醫師小講堂

選擇軟毛、小刷頭、好握的牙刷，刷完牙後直立自然風乾，並且每三到四個月更換。

選牙刷3重點

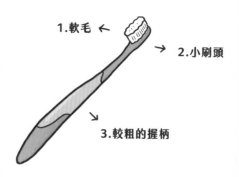

1.軟毛 ←

→ 2.小刷頭

↘ 3.較粗的握柄

參考資料：
美國牙科醫學會 www.ada.org

清潔牙齒的秘密武器：牙菌斑顯示劑

案例

國小一年級的小楷嘴巴一張開，就看到厚厚一層牙垢，一檢查，又多了三顆蛀牙。

「小楷媽媽，他牙齒都沒刷乾淨，平常有在盯他刷牙嗎？」我抬起頭來詢問在一旁的媽媽。

「沈醫師，他刷牙都刷沒幾下，就說已經刷好了，也不願意讓我幫他刷，氣死我了。」

「你看你，又蛀牙了，不好好刷牙還愛吃糖果。」媽媽瞪著小楷，忍不住碎念了一番。

「媽媽，我介紹你一個好東西，保證他以後牙齒沒刷乾淨不敢出門。」我拿出一個類似眼藥水的神秘小罐子，滴了幾滴紅色的液體在棉花上。

「這是什麼東西啊？」媽媽疑惑地看著小藥瓶。

我用鑷子夾起染成鮮紅色的小棉花，在小楷的牙齒上抹了一圈。「有牙垢的地方，塗上去就會變成紅色的，媽媽你看一眼就知道牙齒有沒有刷乾淨。」

「哇，這東西很方便耶！以後他刷完牙，塗上去就知道到底有沒有認真刷了。」

89

✓ 牙菌斑顯示劑是什麼？

　　您也有一樣的困擾嗎？小孩容易蛀牙，卻老是刷不乾淨牙齒。下面要介紹清潔牙齒的秘密武器：牙菌斑顯示劑，讓家長一眼看穿小孩有沒有好好刷牙。

作用原理及使用時機

● 原理

　　牙菌斑顯示劑主要成分為食用色素。染劑會與牙菌斑（牙垢）上的蛋白質結合，使色素沈積，使牙齒表面的污垢會呈現紅色或紫色，看起來非常顯眼（像剛吃完火龍果）。

● 時機

　　刷牙前或後使用皆可，可以每天使用。

刷牙前	刷牙後
塗顯示劑，使牙菌斑一目了然，再將被染色的牙菌斑徹底刷掉。	讓孩子先刷牙，刷完後塗顯示劑，檢查還有哪些牙齒表面有殘留色素，再刷乾淨。

選購及使用

● 選購方法

　　坊間牙菌斑顯示劑的產品有兩種，一種是藥錠型，必須先均勻嚼碎，以舌頭輔助塗抹在牙齒表面，步驟較繁瑣，不適合兒童使用。

　　另一種是滴劑型的牙菌斑顯示劑，使用較方便，以下介紹使用的步驟。本書中使用的產品為 8 cc scodyl 速可淨牙菌斑顯示劑（一般眼藥水罐的大小），各大購物網站就買得到。

● 使用方式

步驟
1

將染劑滴在棉花棒上，全口塗抹，記得每顆牙齒的各個面都要塗到。

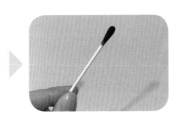

也可以到藥局購買拋棄式的牙科器械組——口鏡、探針、鑷子（大約 20 元）和棉花少許。

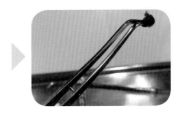

　　將染劑滴在棉花上，以鑷子夾取棉花全口塗抹，效果會比使用棉花棒更好。

步驟
2 ....

塗抹顯示劑後漱口
1～2 次，牙齒上還是紅
色的位置，就是牙菌斑。

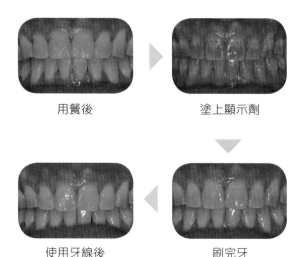

用餐後　　　　　　　塗上顯示劑

使用牙線後　　　　　刷完牙

！注意　從上圖可以看到，即使刷牙後，牙縫還是殘留有色素，必須
再使用牙線，才能清除牙縫的牙菌斑。

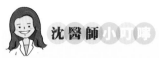

沈醫師 小叮嚀

不論是兒童或成人，都可以使用牙菌
斑顯示劑來加強牙齒的清潔。此外，
牙刷搭配牙線，才能有效預防蛀牙。

牙刷 + 牙線 保持口腔健康

維持良好的口腔健康，牙刷和牙線缺一不可。

避免蛀牙，正確的潔牙是其中一個方式，但不是唯一（還有飲食控制、補充氟化物）。不過，比起飲食控制（戒夜奶、少甜食），改進刷牙習慣是相對簡單，且可以立即執行的方法。

訓練孩子刷牙的時間點

年齡	注意事項
6 歲以下	兒童刷完，家長再刷一次
6 歲以上	兒童刷完後，家長塗牙菌斑顯示劑檢查

強化牙齒的「抵抗力」

除了勤刷牙保持牙齒清潔之外，要打擊蛀牙菌還有其他小幫手：氟化物、CPP-ACP 牙齒乳膏、溝隙封填劑、漱口水，都是可以考慮使用的喔！

✔ 打擊蛀牙最有力的幫手：氟化物

案例

「醫師，我每天幫她刷牙，也盡量不讓她吃甜食，為什麼還是會蛀牙？」

小君剛滿 3 歲時檢查牙齒，發現有好幾顆蛀牙，之後媽媽每天認真幫她潔牙、也不允許吃糖果，但是每次看牙醫，還是有新的蛀牙，讓媽媽好氣餒。

　　勤刷牙、戒甜食，都是預防蛀牙很重要的一環。另一個同樣重要，但是常常被忽略的關鍵，是補充氟化物。

　　很小就有蛀牙或是容易蛀牙的兒童，通常口腔裡住了一群威力強大的蛀牙菌，只要一吃東西（不限於甜食），蛀牙菌就會產生大量的酸性物質，破壞牙齒。要對抗這群蛀牙菌，最有效的方法，就是補充氟化物。

氟的歷史

　　人類利用氟化物預防蛀牙的歷史相當悠久，已經超過七十年了。本節會帶家長了解氟化物的歷史、作用的機制，還有最重要的，如何幫孩子選擇適合的氟化物？

　　二十世紀初期，美國有牙醫師發現，居住在某些地區的人，牙齒有特殊的染色（第 84 頁提到的氟斑齒），而且這群人較不容易蛀牙。後續的研究證實，這些地區的天然飲用水，含有較高的氟化物，和蛀牙的減少有關。

　　1945 年，在美國密西根州的第二大城市，首開先例，成為第一個在自來水系統中添加氟化物的城市。試驗的結果非常成功，蛀牙率明顯下降。到了二十一世紀，全世界至少有四十個國家實施飲水加氟，約四億的人口受惠。

　　1970 年代含氟牙膏問世，進一步減少蛀牙的情形，其他形式的氟化物還有食鹽加氟、牛奶加氟、含氟漱口水和塗氟。

　　（每個國家對於氟化物的建議會有些微差異，本文參考美國和台灣兒童牙科醫學會的建議，針對台灣兒童的蛀牙情形統整。）

氟作用機制

　　口腔中的酸鹼值是持續變動的，吃完東西後口中的酸鹼值會下降（變酸），蛀牙菌嚐到好料也會產生酸性物質。頻繁的進食又沒有好好刷牙，牙齒長時間處於酸性的環境，表面的礦物質會流失（脫鈣），就像馬路的地基被掏空，會產生坑洞（在牙齒就是蛀牙）。

　　牙齒表面如果有氟離子，就像是站崗的士兵，隨時處於備戰狀態。被敵人攻擊時（口中呈現酸性時），士兵（氟離子）會修復脫鈣的齒質，重新建造堅固的外牆（再礦化）。

　　這些士兵還會跑到敵人的陣地去搞破壞，阻止細菌產生酸性物質（如下圖所示）。

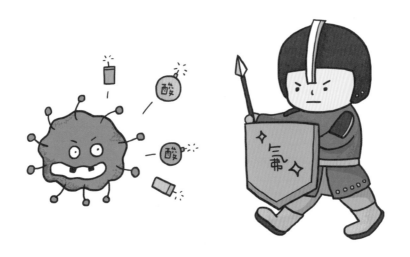

▲ 牙齒表面如果有氟離子，就像是站崗的士兵，
隨時處於備戰狀態。

3 步驟選對氟化物

氟化物的來源包括含氟牙膏、含氟漱口水、氟錠和塗，依據氟的濃度分成兩大類：高濃度的氟化物，塗氟，必須由牙醫師執行，其餘低濃度的氟化物，可以在家自行使用。

氟化物有這麼多不同的形式，面對這麼多選項，如何選擇才能有效預防蛀牙？找對氟化物，從三方面來評估：蛀牙的風險、年齡和家庭狀況。

步驟

1 評估蛀牙風險

容不容易蛀牙，要從家庭因素、生活習慣、健康狀況、口腔狀況等方面來評估（請參考第 171 頁）。

簡單說，只要小孩有奶睡、吃甜食的習慣，或是已經有蛀牙，又不好好刷牙，就是蛀牙高風險了。

步驟

2 孩子的年齡

塗氟、吃氟錠、含氟牙膏及漱口水，氟的來源這麼多，難道每一種都要用嗎？當然不是的。了解孩子的蛀牙風險後，接下來各位可以依照孩子的年齡挑選適合的氟化物。

- 3 歲以下：氟錠、牙膏、塗氟。不建議使用含氟漱口水，因為誤吞機會高

  6 個月到 3 歲的兒童，氟錠每日劑量為 0.25mg（註）。

  因為氟錠的味道還滿好吃的，有些孩子會當成吃糖果很快就吞下肚。正確用法是：氟錠要含在嘴巴內慢慢融化，或是咬碎後用舌頭「抹」在牙齒表面（3 歲以下的孩子很難辦到）。

  所以，3 歲以下的寶寶，家長可以主導的方法是使用含氟牙膏。牙膏要選擇含氟量 1000ppm 的品牌（兒童牙膏怎麼選，怎麼用請參考第 82 頁）。3 歲以下，牙膏用量只需要米粒大，才能避免過量導致氟斑齒（色素沈澱）。

  提醒大家，牙膏只是輔助，家長一定要幫孩子好好刷牙（這個年紀不可能自己刷乾淨）。

  另外，台灣健保有給付，從寶寶長第一顆牙齒開始，就可以找牙醫師每半年塗氟一次。

  不用擔心那麼小看牙醫不會配合，通常寶寶一定會哭。塗氟的過程很快，身為兒童牙科醫師，也很習慣寶寶大哭的狀態（笑）。

- 3 ～ 6 歲：氟錠、牙膏、塗氟

  3 到 6 歲，氟錠每日劑量為 0.5mg（註）。

  含氟漱口水，美國兒童牙科醫學會不建議 6 歲以下孩子使用（怕誤吞），家長可斟酌使用。

3 到 6 歲這個年齡層，含氟牙膏的量可以擠到豌豆大小。再次強調，一定要由家長監督孩子刷牙，必要時加以協助或再刷一次。

滿 6 歲以前，每半年可以找牙醫師塗氟一次（健保給付）。

◌ 6 歲以上：氟錠、牙膏、漱口水

氟錠每日劑量為 1.0mg（註），可吃到 16 歲（全口牙齒鈣化完成）。

高風險的兒童（有戴固定式矯正裝置、刷牙刷不乾淨、常吃甜食、喝含糖飲料、常常蛀牙），除了含氟量 1000ppm 以上的牙膏，建議搭配使用含氟漱口水。

挑選不含酒精的漱口水，刺激性較低，兒童比較容易接受。漱口水的使用頻率依濃度不同，分成每日（0.05％氟化鈉）或每週（0.2％氟化鈉）使用。使用時需含在口內約 30 秒後吐掉，且不需要再用清水漱口。

6 歲以上，雖然健保沒有給付塗氟，容易蛀牙的兒童，家長仍可以考慮自費塗氟。塗氟所使用的高濃度氟化物，在乳牙和恆牙，都能有效預防蛀牙。

步驟
3 找到最適合的方法

預防蛀牙是長期抗戰，上述提到氟錠、牙膏、漱口水或塗氟，都有各自需要注意的細節（還有花費）。雙薪家庭或隔代教養，小家庭或大家庭，適合的方法不盡相同。一起來看看，找到最適合的方式。

挑選適當的氟化物

	使用方法	注意事項	對象
含氟牙膏	1 天 2 次	❶ 氟濃度至少 1000ppm ❷ 家長協助或監督刷牙才有效	👤 3 歲以下，每次用量米粒大小 👤 3 歲以上，每次用量豌豆大小
含氟漱口水	依濃度不同每天或每週使用	❶ 不含酒精的，接受度較高 ❷ 使用後，不再用清水漱口	👤 中、高風險兒童或有帶矯正裝置建議使用 👤 6 歲以下會誤吞不建議使用
氟錠	1 天 1 次	❶ 劑量建議由醫師評估 ❷ 含在口內慢慢融化	高風險且其他氟化物來源不足建議使用
塗氟	3 ～ 6 個月1 次	塗氟後 30 分鐘不能吃或喝東西	👤 健保給付 6 歲以下每半年 1 次 👤 高風險建議每 3 個月自費 1 次

如果晚上可以協助孩子刷牙，最經濟實惠的是使用含氟牙膏（一條 70～200 元不等，至少用半年以上）。使用氟錠（一顆 2～4 元），要每天服用，晚上睡覺前，刷完牙後含在口內（不能和牛奶一起服用，還會喝睡前奶的寶寶就不適合）。

如果是假日父母或需要上夜班，沒辦法監督孩子刷牙或吃氟錠。可以考慮每三至六個月找牙醫師塗氟（從剛長第一顆牙齒的寶寶到青少年都有效）。好處是交給醫師處理，缺點是花費較高（6 歲以上健保沒有給付）。

但還是再三強調，刷牙才是最直接有效的作法。父母親無法親自幫孩子刷牙時，一定要請長輩、家人或是保母協助。

沈醫師小叮嚀

氟化物這麼多種，有沒有哪一種最有效？推薦低劑量、高頻率，相對便宜的方法，就是每天使用含氟牙膏刷牙。

不過呢，千萬記得，刷牙才是基本功。已經有蛀牙的小朋友，要找牙醫師治療，改善潔牙、飲食習慣再搭配氟化物，才能成功遠離蛀牙。

（註：文章中氟錠的劑量是針對主要居住地是台灣的建議標準。居住地非台灣，使用氟錠前，請確認是否有飲水加氟，或諮詢當地的牙醫師。）

✓ 預防蛀牙重要成分：CPP-ACP 牙齒乳膏

案例

「醫師，他從小就容易蛀牙，是不是鈣質不夠，要多吃鈣片？」

小楷每次來看診，都是阿嬤帶他來。阿嬤很心疼才 4 歲的小楷，就有好幾顆蛀牙要治療，想了解吃鈣片可不可以預防蛀牙。

「牙齒已經冒出來後，吃鈣片沒辦法預防蛀牙的。」

我一邊補蛀洞，一邊回答。

「這樣啊～」阿嬤聽了，有點失望。

「阿嬤，小楷已經有用含氟牙膏，也有定期塗氟。如果還要補充，可以考慮牙齒乳膏。不是吃的，是直接塗在牙齒上面。」

　　預防蛀牙，除了補充氟化物，也可以合併使用含有鈣的 CPP-ACP 的牙齒乳膏。什麼是 CPP-ACP，為什麼和氟化物一起使用，效果更好呢？

預防蛀牙的新選擇 CPP-ACP

　　牙齒長時間在酸性環境中會脫鈣，那麼多補充鈣質，可以減少蛀牙嗎？確實有研究顯示，多吃乳酪等奶製品可以保護牙齒；而且科學家已經將奶製品中，預防蛀牙的主要成分萃取出來了。

　　這個成分就是 CPP-ACP，全名：Casein phosphopeptide-amorphous calcium phosphate，是氟化物之外，另一個預防蛀牙的成分。

● CPP-CP 的作用機制

　　前面的章節提到，口中呈現酸性時，士兵（氟離子）會去修復被破壞的城牆（齒質），促成牙齒的再礦化。

　　而 CPP-ACP 扮演的角色像是小幫手，CPP-ACP 能夠把士兵（氟離子）修補城牆（齒質）所需的鈣、磷（砌牆的磚、瓦）儲存在牙齒的周圍。當受到酸的攻擊，士兵要重建城牆時，能立刻從小幫手 CPP-ACP 得到所需要的材料。

　　遇到酸性環境時（例：吃完東西後），CPP-ACP 也會釋放庫存的鈣、磷離子，中和口腔的酸性。

　　簡單說，CPP-ACP 會與氟化物結盟，站在同一陣線，合併使用，會比單獨使用氟化物，預防蛀牙的效果更好。

● 哪些產品有 CPP-ACP ？

　　主打含有 CPP-ACP 的產品，國外有口香糖、漱口水、牛奶或牙膏。台灣目前市面上買的到的產品是 GC 公司的牙齒乳膏（tooth mousse）。外包裝類似牙膏，有許多口味，包括草莓、哈蜜瓜、薄荷、綜合、香草。

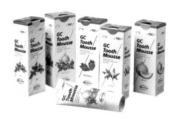

▲ 不含氟化物的牙齒乳膏。

牙齒乳膏怎麼用？

● 使用方法

步驟 1

每晚睡前以乾燥的棉花棒，取一顆豌豆大小的牙齒乳膏，均勻塗抹於牙齒表面。

步驟 2

等待 3 ～ 5 分鐘後，吐掉多餘的口水，不用漱口。30 分鐘內不要飲食。

● 適合對象

① 配戴固定式矯正裝置，牙齒表面有脫鈣現象的患者。

② 蛀牙高風險的兒童，搭配氟化物（塗氟和含氟牙膏）居家使用。

牙齒乳膏的注意事項

● 依年齡選擇

GC 有推出兩種 CPP-CP 的產品，MI paste plus 含有 900ppm 氟化物，適合 6 歲以上的兒童使用。6 歲以下請選購不含氟化物的牙齒乳膏。

> **！注意** 奶類過敏禁用：CPP-ACP 為牛奶萃取物，對奶類過敏者請不要使用。

● 搭配刷牙和氟化物

提醒大家，牙齒乳膏無法取代刷牙和氟化物。使用牙齒乳膏仍要搭配定期塗氟、含氟牙膏等氟化物的補充，還有正確的潔牙習慣，才能確保牙齒的健康。

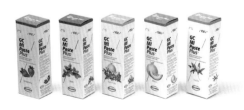

▲ MI paste plus（含有 900ppm 氟化物）。

✅ 咬合面蛀牙的剋星：溝隙封填劑

案例

放暑假了，剛滿 7 歲的小楷回診作定期檢查。

「媽媽，小楷兩邊的大臼齒剛長出來，都沒有刷乾淨，建議做溝隙封填，才不會蛀牙喔！」

「溝隙封填？那是做什麼用的啊？」

媽媽充滿疑問的看著我。

「可以把牙齒表面的凹洞填平，刷牙更容易刷乾淨。」

「會不會痛啊？」

聽到我們的對話，小楷皺著眉頭，擔心的看著我和媽媽。

「保證不會痛，而且只要 10 分鐘就搞定喔！」

我信心滿滿的跟小楷保證。

使用溝隙封填劑　保護牙齒的溝縫

　　家裡的牆壁、磁磚有裂痕，可以使用矽利康類的密封膠填補避免滲水；而牙齒表面也有很多微小的溝縫，溝隙封填劑的功用類似矽利康，將牙齒表面的凹溝密封起來，避免藏污納垢，導致蛀牙。

　　後排的牙齒，包括臼齒和小臼齒，咬合面（上下排牙齒咬起來會接觸到的那一面）先天會有許多的溝縫。這些溝縫是用來磨碎食物的，但同時也很難清潔，牙刷的刷毛無法進到這些凹縫內。

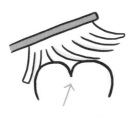

刷不到的縫隙

◁ 臼齒和小臼齒，咬合面先天會有許多的溝縫，較難清潔。

　　牙齒剛冒出頭的前兩年，鈣化尚未完全，很容易蛀牙，通常是從這些細小的溝縫開始蛀牙。這類的蛀牙進展快速，且外觀難以察覺，通常是小朋友喊痛了，或是拍 X 光後，才發現牙齒已經有一個大洞了。

如何評估孩子是否需要做？

　　乳牙的臼齒，恆牙的小臼齒、大臼齒都可以做。牙齒表面的溝縫較深、容易卡牙垢、不易清潔，都可以考慮施做。

● **乳牙、恆牙都需要嗎？**

　　不論是乳牙還是恆牙，溝隙封填都能有效減少咬合面的蛀牙。

● **幾歲可以做？**

乳牙	恆牙
以乳牙而言，後牙大約 2 歲半到 3 歲時長好，滿 3 歲的孩子就可以讓牙醫師評估。此時，乳牙臼齒剛長好，小朋友也到了可以配合牙科治療的年紀。	恆牙的小臼齒、大臼齒，萌發的時間介於 6 至 13 歲。只要牙齒長到定位就可以做了。

● **過程會痛嗎？**

　　蛀牙的牙齒，補蛀洞時會挖掉蛀掉、軟爛的齒質，通常會有點不舒服；而溝隙封填是預防性的治療，是在牙齒尚未蛀牙或是輕微脫鈣時做，不會破壞牙齒表面，不但不會疼痛，過程所需的時間也較短。

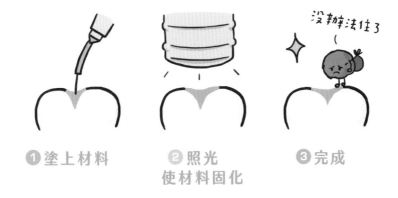

❶ 塗上材料　　❷ 照光　　❸ 完成
　　　　　　　　使材料固化

▲ 溝隙封填的步驟。

台灣健保有給付的口腔預防保健項目

	適用年齡	時間
塗氟	未滿 6 歲的兒童	每半年 1 次
溝繫封填劑	6 歲以上未滿 9 歲	第一大臼齒萌發後施做

● 健保有給付嗎？

　　健保有給付滿 6 歲到未滿 9 歲的兒童，恆牙第一大臼齒的溝隙封填。第一大臼齒以外，其他恆齒或是乳牙的臼齒則需要自費。

封填後就不會蛀牙嗎？

　　溝細封填劑是填平難清潔的凹溝，牙齒的其他部分（光滑面）沒有好好刷牙還是會蛀牙，正確潔牙、少吃甜食仍然是預防蛀牙的兩大台柱。

 沈醫師 小叮嚀

　　◎ 健保有給付滿 6 歲到未滿 9 歲的兒童，恆牙第一大臼齒的溝隙封填。

　　◎ 滿 6 歲的小朋友記得找牙醫師評估做溝隙封填。

✅ 不想刷牙，只漱口有效嗎？漱口水的使用

案例

「醫師，他晚上睡覺前都懶得刷牙。你跟他說一下，醫師講比較有用啦！」

診療椅上坐著一位穿著國小制服的男生，老神在在地滑著手機。

我低頭檢查，小男生的牙齒上有一層厚厚的牙垢，想必平常刷牙相當隨便；再仔細一看，還找到好幾顆蛀牙。

「你真的要好好認真刷牙，今天要補好幾個蛀洞。」聽到要做治療，小男生不情願的唉唉叫。

「叫你好好刷牙就不聽話！」媽媽指著他繼續碎碎念。

「醫師，他就是不刷牙，講也講不聽。如果買漱口水給他用，有效嗎？」媽媽憂心忡忡地詢問。

「沒有刷牙，只用漱口水效果有限。」我邊低頭補蛀牙，一邊回答媽媽的疑問。

漱口沖不走的細菌

　　不論成人或兒童，都無法只靠漱口預防蛀牙。就像洗手，只將雙手放在水龍頭下沖水是無法洗乾淨的，一定要使用肥皂或洗手乳，雙手互搓，搭配「內外夾弓大立腕」的手勢，才能有效減少致病菌。

　　牙齒的清潔也是，蛀牙菌會形成一層生物膜保護自己，這層膜會黏附在牙齒的表面，要以牙刷的刷毛反覆磨擦才能移除。

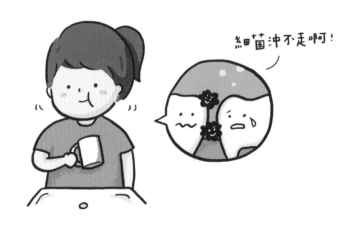

▲ 光是漱口沖不走口內的細菌喔！

漱口水可以取代刷牙？

用清水漱口沒效，如果是使用漱口水呢？沒有搭配正確的刷牙，即使是用漱口水漱口，還是容易蛀牙或罹患牙周病。漱口水可以幫助牙齒的清潔，但不能取代刷牙。

● 漱口水的作用

漱口水能深入牙刷刷毛到不了的角落，幫助口腔的清潔。漱口水分三大類：

第一類

含氯己定（Chlorhexidine）的藥用漱口水，常用於有牙周病的患者，因為有殺菌的作用，不能長期使用，要遵照醫師的建議使用。

第二類

含氟漱口水，氟可以增強牙齒的「抵抗力」，促進牙齒再礦化，但是氟化物也不能取代刷牙。

第三類

含精油或芳香劑的漱口水，使用後口氣清新，這類漱口水較少抑菌效果，使用上也較少限制。

兒童使用含氟漱口水

　　適合兒童使用的是預防蛀牙的含氟漱口水。衛福部有推廣國小學童中午在學校統一使用含氟漱口水。正確的用法是：用餐後，刷完牙，含著漱口水 1 分鐘再吐掉，30 分鐘內不喝水或進食。在飯後、睡前使用最適當。研究顯示，含氟漱口水能有效降低蛀牙率。

　　不同的濃度的含氟漱口水，使用的頻率也不同。每天使用的濃度是 0.05% 的氟化鈉（225ppm 氟離子）。每週使用的則是 0.2% 氟化鈉（900ppm 氟離子）的氟化鈉。如果在學校每週有使用含氟漱口水，在家可以省略。

● **含氟漱口水適用對象**

✓　6 歲以上，容易蛀牙、牙齒刷不乾淨、口內有矯正裝置或空間維持器的兒童。	✓　因為服用藥物，或是接受放射、化學療法，口水分泌較少，容易口乾的患者。

● **注意事項**

❶ 6 歲以下不建議使用，避免勿吞。

❶ 成人（家長或老師）要在一旁監督指導，確保有正確使用（先刷牙、漱口水含在嘴裡 1 分鐘），才能達到預防蛀牙的效果。

❶若就讀學校沒有加入漱口水計畫，建議挑選 0.05％的氟化鈉
（225ppm 氟離子的漱口水，一天使用兩次。）選購不含酒精的
漱口水，兒童的接受度較高。

❶搭配使用含氟牙膏，預防蛀牙的效果才足夠。

　　再次強調，即使是含氟漱口水，仍不能取代刷牙。使用含氟牙
膏好好刷牙，再搭配含氟漱口水的使用，才是遠離蛀牙的上上策。

沈醫師小叮嚀

◈ 漱口水不能取代刷牙。

◈ 預防蛀牙，請挑選含氟化物的漱口水。

◈ 6 歲以上，含氟牙膏搭配含氟漱口水，有效預防蛀牙。

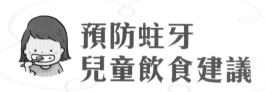

預防蛀牙
兒童飲食建議

正確的飲食習慣也是預防蛀牙的有力小幫手。從寶寶時期的夜奶，到稍大一點的糖果零食、含糖飲料，都是家長需要注意的飲食重點。

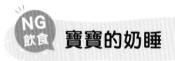
NG飲食　寶寶的奶睡

案例

「你謊報年齡喔？」

診療椅上坐著一個胖嘟嘟，目測體重將近 14 公斤的男寶寶。

我看著這位頭好壯壯的寶寶，比對一下病歷上的年紀。

「你還沒兩歲就長這麼大喔！」病歷上寫著一歲半。

寶寶的爸爸媽媽在一旁笑著點點頭，想必很習慣旁人這樣說了。

一檢查，已經長出來的 16 顆乳牙，每顆都蛀牙了。

「平常有在吃點心嗎？」

「很少，不太給他吃餅乾糖果。」奇怪，那怎麼會蛀牙這麼嚴重呢？

「一天喝奶幾次呢？」

「睡覺前喝一次。」

「半夜還會喝嗎？」

「會，三點會喝一次。」賓果，找到蛀牙的主要原因了。

「而且都要泡 300cc。」

「這麼多？」我第一次聽到有 300cc 的大容量奶瓶。

「對啊，都要買最大支的奶瓶。他三餐也吃滿多的。」

「以他的體重，其實不需要喝那麼多。再不戒夜奶，蛀牙會越來越嚴重，要是痛了或發炎，年紀那麼小很難做治療的。」我很慎重地告訴家長。

因為這位寶寶蛀牙的情形實在太嚴重了，剛長出來半年的牙齒就蛀牙了，整體的口腔環境相當惡劣，之後長出來的乳牙，也會很快就蛀牙。

夜奶是寶寶蛀牙的主因

奶睡或夜奶超級容易蛀牙，因為人在睡覺的時候，口水分泌會減少，平衡口中酸鹼質的能力下降，對於牙齒的保護力也會下降。不論是鮮奶、配方奶或母乳，都含有乳糖，所以滿嘴奶垢睡覺，等於讓牙齒浸泡在奶水裡，很快就會蛀牙了。

睡前喝奶沒有清潔，比起白天沒有刷牙，更容易蛀牙。奶睡的問題是台灣學齡前兒童常見的蛀牙原因，家長常因為兒童會哭鬧、無法入睡而輕忽了睡前刷牙的重要性。

幾歲開始戒夜奶較適合？

長第一顆牙齒（約 6 至 8 個月時）就要減少夜奶。通常這個時候寶寶的胃容量已經夠大，只要晚餐或睡前有吃飽，就可以不餓肚子的睡過夜。

● **寶寶的奶量**

如何確定寶寶的喝奶量足夠？

每天的總奶量大約是：　〔**體重（公斤）*150**〕 **± 30 cc**

以 6 個月大、8 公斤的寶寶來計算，每天的總奶量約為 1200cc。只要寶寶白天的喝奶量已經足夠了，就可以減少夜間餵奶的次數，慢慢戒除夜奶。

● 戒夜奶 2 大重點

寶寶沒喝奶就哭、就不睡覺？寶寶難以入睡，要尋求小兒科或兒童睡眠專科醫師的協助，不是一味靠餵奶解決。戒夜奶有兩大重點：固定時間睡覺、斷開睡覺和喝奶的連結。

重點 1　寶寶的作息要穩定，固定睡覺時間。時間到了，寶寶自然就會想睡，不需要靠喝奶幫助入睡。

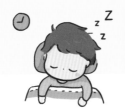

重點 2　斷開睡覺和喝奶的連結，不要在床上喝奶。在床上喝奶，喝完倒頭就睡，不但無法好好刷牙，寶寶還會將睡覺和喝奶聯想在一起，沒有奶就不睡，半夜醒來還會討奶。

家長不妨讓寶寶在客廳或遊戲間喝奶，喝完可以讀個故事書、玩個玩具，刷牙後再到臥室入睡。讓寶寶認知到進入臥室就是要睡覺，臥室不是喝奶的地方。

其他幫助寶寶好好睡覺的方法，還有白天適當的運動、睡前不看 3C 產品（手機、平板、電視）、建立固定的睡眠儀式（例：收玩具➡讀繪本➡刷牙➡睡覺），大家都可以試試看喔！

如何戒夜奶

1.固定時間睡覺

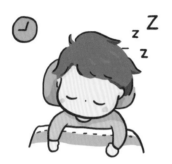

2.不在床上喝奶

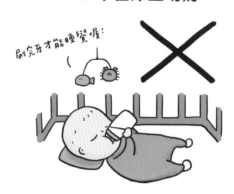

少吃點心，喝完奶要刷牙

　　一時戒不了奶睡或夜奶，白天就要將牙齒徹底刷乾淨，還要減少白天的點心時間，一天最多兩次點心時間。而且以天然的水果、堅果等為主，不要給予高糖分的果汁、養樂多或糖果餅乾。每次限制 30 分鐘以內吃完，減少食物在口腔中停留的時間。

 沈醫師小叮嚀

- 長第一顆牙齒開始戒夜奶
- 不要在床上喝奶
- 集中時間吃點心
- 喝完奶，一定要刷牙再睡覺。

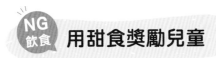

用甜食獎勵兒童

剛畢業時，年輕氣盛，總是很嚴厲的指責家長「不要再給孩子吃糖果了」。正氣凜然地認為怎麼可以放縱孩子吃糖，讓孩子滿口蛀牙。自己成為兩個孩子的媽媽後，才認知到，要完全斷絕糖果，根本做不到。自己不給孩子吃，長輩會給，學校老師會給，課輔班的老師也會給，甚至同學的家長也會給。

「媽媽，今天班上的小潔生日，送我們一人一個蛋糕喔！」

大班的兒子下課後，很興奮地拿著佈滿五顏六色糖霜的杯子蛋糕給我看。我看著兒子開心的表情，心裡一陣掙扎，「要讓他吃這麼不健康的甜食嗎？」

我蹲下來，平靜地對他說，「這個蛋糕不健康，晚餐後，你吃一口，吃個味道就好了，可以嗎？」兒子臉上難掩失望的表情，但因為我從小教育他認識食物，哪些是不健康的，他很快就平復心情，「媽媽，吃兩口可以嗎？」我點點頭，他就開心的去玩玩具了。

糖果獎勵兒童是常態

類似上述的戲碼，常常上演。有同學生日，下課後，書包裡就會多個糖果或棒棒糖。有專心上課，老師也會給糖果當作獎勵，每個月幼兒園固定辦的生日派對更是甜食無極限。上幼兒園後，除了認識ㄅㄆㄇABC，也認識了各式各樣的糖果餅乾。

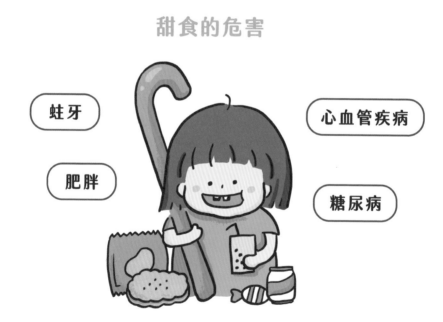

甜食的危害

蛀牙

肥胖

心血管疾病

糖尿病

甜食的危害

　　兒童吃甜食，危害更甚成人。兒童常喝含糖飲料、吃甜食，除了容易蛀牙，還會增加未來肥胖、心血管疾病、糖尿病的風險。除了糖果餅乾，常常被當作早餐的蛋糕、麵包，營養成分不高，卻有高糖分。調味乳、優酪乳、養樂多、運動飲料及人手一杯的手搖飲，都有額外添加精緻糖，兒童飲用很容易攝取過量的糖。

　　長期吃過量糖，還可能影響睡眠、認知和注意力。從小要教育孩子少吃甜食，學習辨識哪些是健康的或低加工食物、哪些是不健康的過度加工食品。孩子吵著要吃糖，儘量從天然的食物，例如牛奶或水果，享用甜甜的滋味。

吃甜食容易蛀牙的地雷

小朋友愛吃甜食，容易蛀牙的 3 個地雷	
吃甜食所需的時間　久	1 顆牛奶糖含著 10 分鐘，比入口就融化的冰淇淋更容易蛀牙
殘留在口中的時間　久	牛奶糖融化後還會口齒留香，殘留口中容易蛀牙
吃甜食的頻率　高	早上、下午、晚上各吃 1 顆牛奶糖，比一次吃 3 顆，更容易蛀牙

「媽媽（爸爸），他蛀牙很嚴重，要好好刷牙、少吃糖果。」這句話，一整天看診，講了至少十次。多數的家長都會點點頭表示認同，但是我心裡明白，真的能徹底執行的家長，少之又少。

「小涵，換你看牙齒了。」我望向候診區，請下一個病人小涵進來看診。小涵的爸媽白天都在工作，委由阿公陪同來就診。小涵正和阿公你一口、我一口，共飲著一杯珍珠奶茶。「趕快去補蛀牙，有乖乖配合，看完牙齒再給你喝。」阿公催促著小涵，講完後又低頭吸了一大口珍珠。

我看著這一幕，心想著小涵阿公上一次看診結束時，還在櫃台抱怨著，小涵的蛀牙什麼時候才能治療結束。

 沈醫師小叮嚀

❶ 兒童常喝含糖飲料、吃甜食，容易蛀牙，還會增加未來肥胖、心血管疾病的風險。

❷ 從小教育孩子少吃甜食，學習辨識哪些是較健康的食物、哪些是不健康的高度加工食品？有意識地選擇健康的飲食。

小孩吵著要吃糖？食物教育從小開始

「媽媽，我可以吃棒棒糖嗎？」

3 歲多的小兒子，在學校收到老師給的棒棒糖當作獎賞。身為家長，你會怎麼做呢？

「吃什麼糖果，收起來不准吃。」直接沒收。

偶而吃應該還好，看著兒子含著棒棒糖一、兩個小時？

我是採取拖延戰術：「吃飽飯再吃點心。」有時候小孩記性差就忘記了。

「媽媽我吃飽了，可以吃棒棒糖了嗎？」今天怎麼記得這麼牢，一吃飽就喊著要吃糖。

身為家長，當然要說到做到。

這時候就要使出其他招數了。

「好，可以吃了，但是棒棒糖不健康，你吃吃看味道就好。」

平時兒子根本吃不到棒棒糖，一拆開包裝就大口含在嘴裡。

「棒棒糖不健康喔！吃一下就好了，不要吃太久。」我在一旁提醒他。

過了 5 分鐘，兒子還是專心地用舌頭感受棒棒糖甜蜜蜜的滋味。

「好了喔！有吃到味道就好了，剩下的可以丟掉了。」

不到 10 分鐘，3 歲 3 個月的兒子，自己默默地打開垃圾桶把棒棒糖丟掉。不需要大人強迫，也沒有小孩鬼哭神號。

人人都知道，吃過量糖會導致蛀牙，甚至得到糖尿病、心血管疾病。但是人類的大腦天生渴望糖分，吃糖會讓人感到滿足，戒除糖分，可不簡單。上癮者，嘗試戒糖，還會有類似藥物成癮者的戒斷症狀（注意力難以集中、焦躁等）。

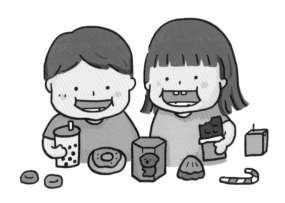

▲ 習慣吃糖後，要戒除就不容易了。

幫孩子減糖或戒糖

　　許多成人天天一杯的手搖飲戒不掉，何況是更容易被糖果吸引的兒童，該如何減糖或戒糖呢？

方法

1 **正確的食物教育**

　　教育孩子正確的飲食觀念，以較健康的食物取代過度加工食品。除了糖果、餅乾含有過量的糖，許多的加工食品也潛藏高糖危機，例如早餐常見的麥片、火鍋的沾醬、罐頭食品。另外，常常被當作正餐的麵包（尤其是台式麵包），不但高糖，還有高油脂，不建議經常給兒童吃。

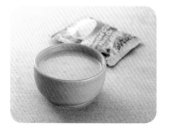

▲ 市售的麥片潛藏高糖危機。

127

方法
2 **不完全禁止，限制總量**

完全禁止，小孩反而更想要嘗試，或是瞞著家長，在學校偷吃。我不會完全禁止零食，但是會控制量。通常是週末出門玩才能吃零食，而且一天只能吃 3 ～ 4 塊餅乾。所以，如果是買小熊餅乾，一小包兩個小孩可以吃很久，甚至放到冰箱後就忘記吃了。

從小教孩子分辨食物的好壞，區分較健康的食物和過度加工的食品。我們家常常有這樣的對話：「你喝看看這個柳丁汁，跟你吃得柳丁一樣嗎？」「不一樣，這個比較甜。」「對，那是工廠做的，加了很多糖，不健康。」

現在，5 歲的大兒子也會跟 3 歲的弟弟說，「餅乾不健康，我們一人一塊就好了。」當然，我們也會以身作則，不在孩子面前吃甜食或喝含糖飲料。

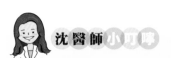

沈醫師小叮嚀

從小教育孩子正確的飲食觀念，限制零食的總量。吃得健康，身體、牙齒才會健康。

健康的食物 vs. 需要避免的加工食品

差別	OK 較健康的選擇	NG 需要避免的加工食品
烹調方式	滷雞腿	炸雞腿 （高熱量、高油脂）
調味方法	原味堅果	調味堅果 （例如：楓糖、鹽味，有額外的糖和鹽）
肉品的選擇	雞胸肉	加工肉品 （培根、香腸、熱狗）
額外添加	水果	水果乾 （糖分過高）

NG
飲食

喝果汁天然的最好？

案例

「媽媽，我口渴想喝果汁。」

「好，剛好今天有買一袋柳丁，等一下用果汁機榨柳丁
汁給你喝。」

「耶，我最喜歡喝果汁了，我要喝兩杯喔！」

你家也有喝果汁的習慣嗎？不管是自己用果汁機榨的，或是冷
飲店買的現榨鮮果汁，是許多人健康飲食的一部分。

果汁好喝，甜甜的孩子也喜歡，尤其是夏天來 1 杯冰涼的果汁，
非常消暑。小朋友不喜歡吃水果，很多家長也會以果汁來幫孩子補充
纖維。但是，你知道嗎？不只是市售包裝的果汁，連現榨果汁，對孩
子可能弊多於利，不能多喝，甚至不能給太小的孩子喝。

美國兒科醫學會警告，喝太多果汁，容易攝取過多的熱量，還
可能導致蛀牙。奇怪，天然的果汁為什麼會有這些壞處呢？

小心過量，有害健康又會蛀牙

以下來談談果汁最常被忽略的四大地雷。

地雷
1　不能取代吃水果

　　水果榨汁前會去皮，榨成果汁後，還會過濾掉殘渣，但同時也除去了水果中的纖維。喝1大杯現榨鮮果汁，沒有攝取到健康的纖維，只吃到水果中的醣分。

果汁的四大地雷

不能取代水果

1歲以前不要喝

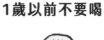

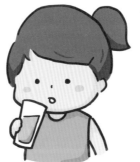

熱量容易超標

容易蛀牙

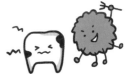

地雷 2　熱量容易超標

果汁的主要成分是水和碳水化合物（蔗糖、果糖、葡萄糖等醣類）。每 1 公克的碳水化合物的熱量約 4 大卡。

以柳丁汁為例，1 顆柳丁的熱量大約是 60 大卡，250cc 現榨的柳丁純汁（不加水、不加糖），大約是 5 顆柳丁，250 到 300 大卡的熱量，跟 1 瓶 500cc 的可樂熱量一樣高。

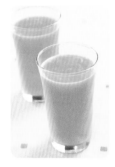

▲ 1 杯柳丁汁的熱量差不多等於一瓶可樂。

地雷 3　1 歲以前不要喝

美國小兒科醫學會很早就建議 6 個月前的寶寶只喝母乳或配方奶。餵食 6 個月前的寶寶喝果汁可能會讓寶寶拒絕喝奶，導致寶寶營養不良。2017 年美國小兒科醫學會再次修改為 1 歲以前不要給果汁，因為對寶寶的營養補充沒有幫助，建議讓寶寶吃水果而不是喝果汁。

地雷 4　喝果汁容易蛀牙

果汁含有許多的糖分，如果太早讓寶寶接觸到這些糖分，又沒有好好刷牙，很容易蛀牙。1 歲以上的寶寶喝果汁，建議裝在杯子裡，不要裝在寶寶隨手可拿的學習水杯。放在學習水杯或水壺，很容易讓寶寶想喝就喝，牙齒長時間浸泡在糖分裡，當然就蛀牙了。

提醒大家，即使是加水稀釋過的果汁，一樣會蛀牙。

預防蛀牙的三大重點，你做對幾項？

	飲食和清潔	氟化物	看牙醫
長牙前	☐喝奶後紗布巾移除奶垢		
長第 1 顆牙～ 3 歲	☐開始用牙刷、牙線清潔 ☐1 歲以前不喝果汁、含糖飲料 ☐減少夜奶	☐1000ppm 含氟牙膏，米粒大 ☐塗氟（健保） ☐氟錠 0.25 毫克／天	☐長牙齒開始看診
3 ～ 6 歲	☐小孩刷完，家長再刷 1 次 ☐每天吃點心（含飲料）次數 <3	☐1000ppm 含氟牙膏，豌豆大 ☐塗氟（健保） ☐氟錠 0.5 毫克／天	☐每 3 ～ 6 個月回診
6 歲以上	☐小孩刷完，家長檢查 ☐每天吃點心（含飲料）次數 <3	☐1000ppm 含氟牙膏 ☐225ppm 含氟漱口水 ☐塗氟（自費） ☐氟錠 1.0 毫克／天	☐每 3 ～ 6 個月回診

飲用果汁的 3 個注意項

孩子就是喜歡喝果汁，該如何喝的開心又健康，注意三個重點：

● **不同年紀每日果汁的建議量**

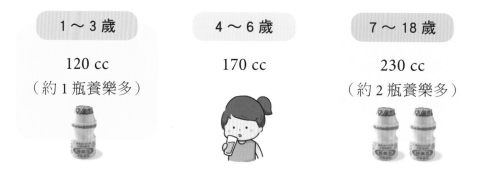

1～3 歲	4～6 歲	7～18 歲
120 cc（約 1 瓶養樂多）	170 cc	230 cc（約 2 瓶養樂多）

★**整理比較**　1 瓶小罐養樂多是 100 cc，星巴克中杯是 361 cc，50 嵐中杯則是 500 cc。一比較，果汁是不是很容易就喝過量？

● **喝完要刷牙**

喝完果汁後要刷牙，只有漱口沒有清潔效果。

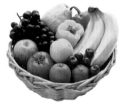

● **1 歲以前不要喝**

1 歲以前，讓寶寶吃水果而不是喝果汁。

△ 直接吃水果更健康。

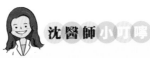

沈醫師 小叮嚀

果汁一天 1 小杯，1 歲以前不要喝。
喝完要刷牙，才能喝的開心又不蛀
牙。

參考資料

· Chaffee, B W et al. "Maternal oral bacterial levels predict early childhood caries development." Journal of dental research vol. 93,3 (2014): 238 ～ 44.

· Weintraub, J A et al. "Mothers' caries increases odds of children's caries." Journal of dental research vol. 89,9 (2010): 954 ～ 8.

· Wang, Yen ～ Li et al. "Association between maternal periodontal disease and preterm delivery and low birth weight." Taiwanese journal of obstetrics & gynecology vol. 52,1 (2013): 71 ～ 6.

· American Academy of Pediatric Dentistry. Fluoride therapy. The Reference Manual of Pediatric Dentistry. Chicago, Ill.: American Academy of Pediatric Dentistry; 2020:288 ～ 91

· Adair, Steven M. "Evidence ～ based use of fluoride in contemporary pediatric dental practice." Pediatric dentistry vol. 28,2 (2006): 133 ～ 42; discussion 192 ～ 8.

· AAPD. Guideline on Fluoride Therapy.

· Marinho, Valeria C C et al. "Fluoride varnishes for preventing dental caries in children and adolescents." The Cochrane database of systematic reviews ,7 CD002279. 11 Jul. 2013,

· Kargul, Betul et al. "History of water fluoridation." The Journal of clinical pediatric dentistry vol. 27,3 (2003): 213 ～ 7.

· Yengopal, Veerasamy, and Steffen Mickenautsch. "Caries preventive effect of casein phosphopeptide ～ amorphous calcium phosphate (CPP ～ ACP): a meta ～ analysis." Acta odontologica Scandinavica vol. 67,6 (2009)

· Morgan, M V et al. "The anticariogenic effect of sugar ～ free gum containing CPP ～ ACP nanocomplexes on approximal caries determined using digital bitewing radiography." Caries research vol. 42,3 (2008)

· Herod, E L. "The effect of cheese on dental caries: a review of the literature." Australian dental journal vol. 36,2 (1991): 120 ～ 5.

· Wright, John T et al. "Sealants for Preventing and Arresting Pit ～ and ～ fissure Occlusal Caries in Primary and Permanent Molars." Pediatric dentistry vol. 38,4 (2016): 282 ～ 308.

· Marinho, Valeria C C et al. "Fluoride mouthrinses for preventing dental caries in children and adolescents." The Cochrane database of systematic reviews vol. 7,7 CD002284. 29 Jul. 2016,

· Heyman, Melvin B et al. "Fruit Juice in Infants, Children, and Adolescents: Current Recommendations." Pediatrics vol. 139,6 (2017)

3 看牙前 的準備

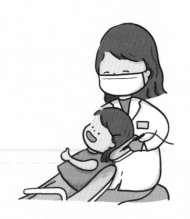

　　這一個章節來談談，小朋友為什麼害怕看牙醫。平時要如何做才能協助害怕看牙醫的小朋友？又有哪些看牙禁忌一定要避免呢？

孩子為什麼害怕看牙醫？

　　牙科恐懼（dental fear）在各個年齡層都有。從兒童到成人都有一定比例的人怕看牙醫，占 10 ～ 40％不等。如果害怕到會逃避牙科治療，就會影響口腔健康，很多人因為不敢看牙醫，而一口爛牙。害怕看牙醫的原因有哪些呢？

✅ 上治療椅就哭鬧的孩子

案例

　　「一坐上診療椅，還沒治療，就開始哭了。」

　　「換了好幾個診所，還是沒辦法，他連嘴巴都不張開。」

　　「之前醫師要打麻醉針的時候，他會亂動，手還會摀住嘴巴。」

　　家長帶孩子去看牙醫，最擔心小孩不配合了。牙科治療，即使是填補小的蛀牙，從清潔牙齒到放上填補材料，至少需要 5 分鐘的時間。這短短的 5 分鐘可能因為孩子不願意張口、不想乖乖躺好或哭鬧掙扎，而影響治療品質，甚至中斷療程。

　　上述場景常讓很多家長感到困擾，不知道該如何處理。這章我們會探討兒童害怕看牙醫，背後的原因是什麼、如何陪伴孩子克服恐懼、看牙醫時該注意哪些禁忌，一起來看看如何讓孩子好好看牙醫吧！

看牙醫恐懼的 3 個原因

　　幼童害怕看牙醫，常延誤治療，讓蛀牙惡化。牙科醫師很常遇到，孩子一上治療椅就大哭、拳打腳踢，根本沒辦法做治療；甚至有些兒童，從來沒看過牙科，卻也害怕哭鬧到近乎歇斯底里。

　　為什麼害怕看牙醫？害怕從哪裡來？該如何安撫孩子呢？

兒童牙科恐懼三大原因

過去的 陰影	旁人的 間接影響	家長 本身也怕
不良經驗	從眾效應	母（父）子同心

● **過去的陰影：不良經驗**

　　不良經驗是害怕牙醫最常見，也最直接的原因。如果你曾經在洗牙或補牙的過程中感到酸痛，而疼痛又會引起焦慮（天啊！到底還要忍耐多久）。之後可能一踏進牙科診所，坐在等候區，還沒看到醫師，就開始緊張不安。很多人因為小時候經歷過不愉快的看診經驗，即使長大成年後，還是超級害怕（註）。

　　這也是家長最常反應的原因。「他某次看完牙齒後，就變得超不配合。」「上次看診因為……，之後就超級排斥。」這類的孩子可能一看到醫師就大哭，對牙醫師而言是最棘手的狀況。

（註：不良經驗的理論基礎是「古典制約」，源自俄國生理學家巴甫洛夫的針對狗唾液所做的研究。不過，目前針對兒童接受補蛀牙或拔牙，和牙科恐懼的相關性還沒有強而有力的證據。學者們一般認為，兒童對於牙科處置的主觀感受才是牙科恐懼的關鍵。）

● **旁人的間接影響：從眾效應**

　　間接影響並不是兒童本身的親身經驗。兒童可能從媒體（網路、電視）或是他人轉述，甚至是看到別人就診的狀況，像是陪兄弟姊妹看牙醫，目睹手足拔牙齒時唉唉叫，兒童就會對於牙科治療有莫名的害怕或焦慮（哥哥叫那麼大聲，代表看牙醫很痛很可怕）。

　　另一種間接影響，是成人將「看牙醫」做為一種管教或威脅的手段「你不乖就帶你去看牙醫。」「再不好好刷牙，叫醫生幫你牙齒拔光光。」當「看醫師」被塑造成一種懲罰，孩子就會將醫師視為「壞人」，待真的被帶去見牙醫時，他自然會莫名害怕或反抗。

牙科恐懼的三大原因

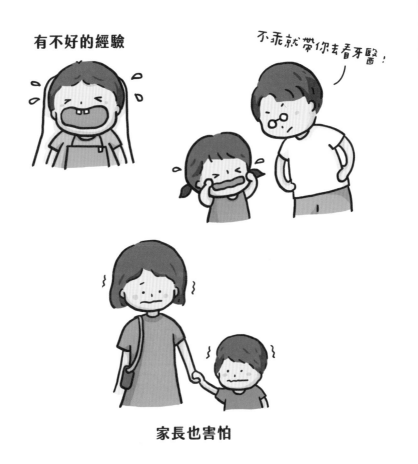

有不好的經驗

不乖就帶你去看牙醫！

家長也害怕

　　當間接影響是來自父母親或親近的長輩時，影響是很深遠的（尤其對於學齡前兒童）。家人在孩子面前要謹言慎行，減少傳達負面的牙科經驗，更不要以看牙醫來威脅孩子聽話。

● 家長本身也怕：母（父）子同心

　　家長本身若也有牙科恐懼，對孩童也會有潛移默化的影響，尤其是媽媽（通常媽媽和孩子的關係較親密）。媽媽很怕看牙醫，對 8 歲以下的兒童影響明顯。

　　媽媽若在孩子面前表現高度的牙科焦慮或恐懼，兒童有較高的機率也會有相同的恐懼。在門診會遇到有些爸媽，明明還沒開始做治療，就握緊孩子的雙手，反覆地跟孩子說，「沒事，不要怕、不會痛，你不要亂動。」通常這類的家長，本身也很害怕看牙醫。

協助孩子克服就醫恐懼

　　幼童害怕看牙科，通常是許多因素造成的，很難歸咎於單一原因，上述的三個原因是在牙科領域最常被提及的。了解牙科恐懼的原因後，如何協助孩子呢？可從觀念開始建立信心。

● 從小預防

　　長第一顆牙齒就定期看診，養成正面的牙科經驗。千萬不要第一次看牙科就是牙齒痛才去，孩子會將看牙醫和牙齒痛聯想在一起。錯誤觀念（看牙醫會很痛）建立後，很難改正的。

● 不威脅或渲染

成人，包括家長、親戚、長輩或老師，不以看醫生、打針、拔牙齒等字眼作為威脅或管教的手段，也不要在兒童面前談到不好的牙科經驗。

● 先安撫再引導

孩子哭鬧時，爸媽的反應通常是「你為什麼要哭？又沒有怎麼樣？」「不要哭了，安靜！」孩子緊張或哭鬧時，早就失去理智了。這時候講道理是沒用的，除非我們先安撫他的情緒。

先聆聽關注，再重新引導。在兒童成長過程中，尤其是 3 歲以前，掌管理性的大腦還沒發育成熟，一受到刺激，是沒有辦法冷靜思考的。唯有先關注孩子的情緒「你怎麼了？」才有辦法和孩子講道理「你的牙齒蛀牙了，要配合作治療。」

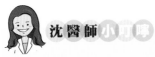
沈醫師小叮嚀

兒童怕看牙齒，可能是過去的陰影、旁人的間接影響或家長本身也怕。

好好看牙醫的 3 個方法：長第一顆牙齒開始看牙醫（從小建立良好的看牙經驗）、不以看牙科作為威脅或渲染、看牙過程哭鬧時先安撫再引導。

✓ 兒童看牙的關鍵條件：年齡

案例

「醫師，不好意思，他看牙齒會哭很大聲。」

我看著媽媽懷裡抱著的寶寶，才 1 歲多，包屁衣上還夾著奶嘴。

「媽媽，這個年紀會哭是正常的。」

「可是她之前去塗氟，哭超誇張的，害我們很不好意思。」

很多家長因為擔心孩子看牙科會哭鬧，影響醫師看診，而不敢帶孩子去看牙醫。

3 歲，成功看牙分界點

不同年紀的孩子，看牙醫的表現大不同，主要的分界點是 3 歲和 6 歲。

● 3 歲以下：不配合是正常的

長第一顆牙齒，約 6 至 8 個月大的寶寶，就可以開始看牙科了。3 歲以下的寶寶，因為理解能力和自制力尚未成熟，看診會哭、會亂動是很正常的。另外，這個年紀對父母的依附關係較緊密，可能一看到陌生的醫療人員就會害怕，或是坐上診療椅就大哭。

這階段，看診以檢查和塗氟為主。由家長抱著看診，速戰速決，才不會讓寶寶哭太久。若有蛀牙需要治療，建議全身麻醉或舒眠麻醉，完成較複雜的療程。

3 歲以下，可以找專門看兒童的牙醫師，較有經驗面對哭鬧的寶寶。

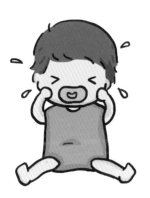

3歲以下
不配合很正常

● 3 歲到 5 歲：循序漸進

　　幼兒園階段的兒童已經有足夠的理解和語言能力。第一次看牙醫，醫師會利用解說——展示——操作（Tell ── show ── do，TSD 法則）的方式，先介紹常用的牙科器械，跟病人互動，待建立良好的關係後，再將器械放到口中操作。

　　第一次看診不要做複雜的療程，有點像上幼兒園前，先帶小朋友去參觀、熟悉環境並認識老師；先上半天課，之後再上整天。循序漸進的方式，讓小朋友熟悉看診流程。

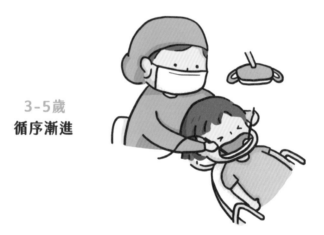

3-5歲
循序漸進

● 6 歲以上：理性溝通

　　這個階段，看牙醫通常沒問題。好比讀小學一年級，同樣換新環境，仍會比剛讀幼兒園時更快上手；但也有些兒童，可能個性較內向，或是曾經有不好的經驗，仍然害怕看牙醫。就像到了國小階段，如果還拒絕上學、逃學，比起不想上學的小班生，一定更難處理，故若 6 歲以上的兒童仍害怕看牙醫，是燙手山芋。

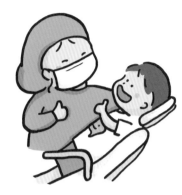

6歲以上
理性溝通

以正向鼓勵方式引導，成效較佳

考試考不好，少一分打一下懲罰，反而讓學生更討厭唸書。孩子害怕看牙醫，以強迫、威脅的手段逼迫（不配合，叫醫師把你綁起來），反而加深恐懼。

要突破孩子的心防，需要時間讓孩子信任醫師，並以正向鼓勵的方式引導，威脅利誘的效果有限，甚至有反效果。

3 歲、6 歲的年齡分界點是最初步的評估，還要考量孩子的理解能力、語言能力和個性。若有特殊狀況時（例如：發展遲緩、重大傷病、身心障礙等），也要一併考慮。

 沈醫師小叮嚀

不管是哪個年齡的孩子，記得每 3 ～ 6 個月就要看一次牙科，定期檢查才能顧好牙齒的健康。千萬不要等到牙齒痛才看醫師。

✔ 看牙醫前，家長需要知道的 **3** 件事

案例

4 歲的曉涵一進到診間，就緊緊地抱著媽媽。醫師只是拿鏡子檢查，她就搖頭，「我不要看牙齒。」媽媽試著安撫她，「醫師只是要看一下牙齒而已。」她反而更加大聲，「那個會痛，我不要。」把頭埋在媽媽的懷抱裡，不理會醫師。

正當媽媽煩惱著該怎麼辦時，醫師提出一個建議，

「媽媽，要不要試試看……。」

10 分鐘過後，媽媽再次進到診間，很驚訝的看到曉涵乖乖地坐在診療椅上，嘴巴長得大大讓醫師檢查「1、2、3、4……，妳總共有 20 顆牙齒，謝謝妳的幫忙，我們數完有幾顆牙齒了。」接著就請媽媽帶著曉涵去選禮物了。曉涵選了一個閃亮亮的戒指，戴在手上，開心的秀給媽媽看。

究竟，媽媽離開的那 10 分鐘，發生了什麼事呢？

（讓我們繼續看下去……）

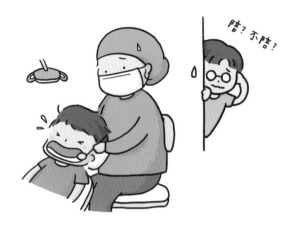

原來，媽媽一離開診間後，曉涵就吵著要媽媽回來。醫師藉機跟她約定，要自己坐好檢查牙齒，媽媽才會回來陪她。

曉涵一開始不情願，只吵著要媽媽回來。這期間，醫師只反覆地告訴她，「好好坐著檢查牙齒，媽媽就會回來了。」等到察覺醫師相當堅持，媽媽也沒有回來，曉涵才妥協。

孩子看牙醫，爸媽陪或不陪？隔離法的使用

上述案例中這種類似條件交換的方式，稱為隔離法。適用於 3 到 6 歲的兒童。

家長在場的時候，小孩容易撒嬌。就像孩子不小心跌到，看到爸媽在旁邊，常常會放聲大哭，但是如果大人不在場，孩子反而會自己拍拍灰塵站起來，像沒事一樣。看牙科也是一樣，有的孩子會放大自己的感受，以獲得父母的注意力，藉此逃避治療。

同樣的劇情，每年剛開學的時候，也會在幼兒園門口上演。家長送到校門口時，有些兒童總是哭得淚流滿面；不過，一進教室，就擦乾眼淚、認命上課。家長放手，孩子才能更獨立。

如果孩子有類似情形，家長只要離開診間（如同進到教室後看不到爸媽），少了觀眾，孩子就會認命接受治療。當然，媽媽（爸爸）剛離開時，孩子可能會哭鬧，吵著要媽媽，醫師會清楚告知，「你不哭，坐好，媽媽就會回來陪你。」孩子熟悉牙科的流程，願意配合治療時，爸媽也要給他擁抱和鼓勵。

使用隔離法注意事項

年齡：至少滿 3 歲。3 歲以下的兒童，理解能力不足，不建議使用隔離法。

 沈醫師 小叮嚀

- 隔離法，是讓兒童配合看診比較「激進」的方法。當醫師建議使用隔離法時，不妨和醫師充分溝通，了解醫師想要達成的目標。

- 如果不放心讓孩子單獨看診，可考慮採用全身麻醉的方式，完成較困難的牙科治療。

✅ 兒童看牙禁忌：不宜隨便跟小孩「說實話」！

案例

「我不要我不要～我要回家。」

第一次看診，整個過程都很配合的小楷，第二次回診的時候，一進到診療區就大哭，如何安撫都沒有用。

我好奇的詢問家長，小楷怎麼會有如此大的轉變。

小楷的媽媽皺著眉頭想了想，搖搖頭。

第二次回診，預計要幫小楷拔掉一顆的發炎的乳牙。小楷已經滿 4 歲，上次來檢查、拍 X 光也很合作，還得到一張巧虎的獎勵貼紙，沒想到今天會怕成這樣。

「有跟小楷說今天要做什麼嗎？」

「我只是跟他解釋，今天醫師會幫他打麻醉針，像打預防針，會痛一下下，不要亂動。」小楷的媽媽不解的說著。

原來如此，又是個好心幫忙，卻幫倒忙的家長。

用中性字眼避免孩子害怕

　　帶兒童看牙醫，尤其是做侵入性的治療時（打針、拔牙等），不要隨便跟小孩「說實話」。多數的兒童牙科醫師會以「牙齒要睡覺」、「幫牙齒搬家」來取代「打針」、「拔牙」這些較尖銳的字眼。

　　太過鉅細靡遺描述細節，兒童反而會起疑心，覺得有「大事」要發生了，就像案例裡的小楷，沒有在牙科打過麻醉針，卻因為家長的「預告」，而心生恐懼、抗拒治療。

● 看鬼片，鬼沒出現也驚嚇連連

　　觀看一部電影，只要事先得知是鬼片。鬼還沒露臉前，劇情的鋪陳也會讓人坐立不安、心跳加速、冒冷汗。兒童看牙科的狀況也是如此。

　　告知太多細節（例如：像打預防針，會痛一下），兒童會誇大想像。尤其是學齡前兒童，會混淆現實與想像，實際治療（例如：打針）還沒開始前，就莫名的害怕不安。

家長如何「說」？ 2 步驟提升孩子的意願

　　為什麼兒童會有這樣抗拒的反應呢？家長該如何「說」才不會幫倒忙？

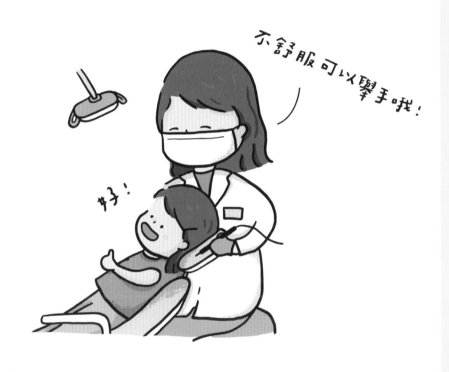

▲ 舉手讓兒童參與治療過程且有掌控權，
才能緩解孩子的不安感。

步驟

隱藏關鍵字

不說實話，不等於要說謊。正確的作法是隱藏「關鍵字」，這些關鍵字包括「針」、「痛」，不需要刻意跟兒童強調「不會痛」、「沒有要打針」、「眼睛不要看」、「不要亂動」。

熱門電影裡常有的一幕，被外星人或恐龍追趕的時候，有人喊到「不要往後看」，然後男女主角都回過頭去。反向句，反而會帶來反效果。

步驟

賦予孩子掌控權

孩童需要的是安全感。賦予兒童掌控權，才能營造安全感。兒童牙科醫師很常運用的一招是「舉手法」。事先跟兒童約定：「有不舒服可以舉手，醫師會小力一點」「只要你手舉起來，醫師就會暫停」。舉手這個簡單的動作，讓兒童參與治療過程且有掌控權，才能緩解孩子的不安感。

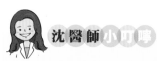

「隱藏關鍵字」、「賦予掌控權」，做對這兩件事，才能成為牙醫師的神隊友。快快樂樂出門看牙醫，順順利利完成治療。

「我不要打針！」
牙科的大魔王

當孩子年紀太小、很害怕看牙醫或是蛀牙太嚴重時，醫師可能會建議舒眠麻醉的方式來治療蛀牙。什麼是舒眠麻醉：小朋友可以做嗎？有哪些風險？手術前後要注意什麼？

✅ 牙科大魔王：局部麻醉注射

案例

「媽媽，我不要打針！」

「小杰，已經跟你說好幾次了，新玩具也都買了，今天就是要乖乖配合！」

「我不要我不要，我會怕！」

「像蚊子叮一下，等下就不痛了。」媽媽耐著性子安撫小男孩。但看得出來，媽媽的表情很尷尬，壓抑著微微的怒氣。

一位大約5歲的男孩，哭得淚流滿面，雙手死命蓋住嘴巴。這樣的場景在兒童牙科門診，不算少見。

前一天，坐在同一個的診療椅上的小女孩，卻有完全不同的表現。

「等一下，醫生阿姨，要放個神奇藥水請你的牙齒睡覺。等牙齒睡著後再來抓蛀牙蟲，要請你幫我躺好，牙齒才能乖乖睡覺。」小禎似懂非懂的點點頭。

「1、2、3、4、5，你的牙齒睡著囉，趕快起來漱口。」

短短幾秒鐘的時間，醫師快速地完成進針、注入麻藥，全程沒有讓小禎看到注射針筒。小禎滿臉疑惑地坐起來，好奇地用手指戳著被打了麻醉針的右臉，又捏了臉頰幾下，才拿起漱口杯漱口。

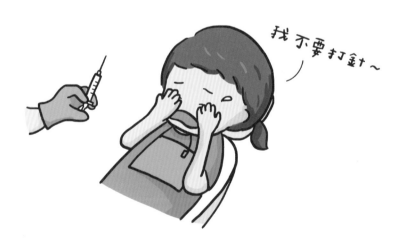

▲ 局部麻醉注射，是牙科的大魔王！

面對打針，不同的人會有截然不同的表現

大部分的人都害怕打針，只是程度輕微或嚴重的差別。兒童害怕打針，隨著年紀增加，通常對針頭的恐懼逐漸減少。

但是，有些兒童，甚至是成人，極度恐懼針頭，甚至會逃避必要的治療，可能是罹患打針恐懼症（needle phobia）。這樣的症狀占全世界人口的 10％。美國精神醫學會的診斷手冊中提到打針恐懼症的人會有血壓上升、心跳加速、賀爾蒙的改變，甚至會耳鳴、昏厥。

有些兒童怕打針，會哭到滿臉通紅、難以安撫。也有些成人只要聯想到打針，就會換氣過度、血壓飆高，甚至暈眩。

孩子為什麼怕打針？

小嬰兒從出生開始，會接受多次預防針注射。所以學齡前兒童，一看到注射針頭，會聯想到之前打預防針的經驗，心裡多少有點陰影（畢竟打預防針真的會痛）。

另外，常見的原因就是：被——威——脅。像案例裡的小杰，平常家裡的祖父母常常在他搗蛋的時候跟他說，「再不乖就帶你去打針」「不好好刷牙叫醫生把你的牙齒拔光光」。小杰就把醫師看作壞人，打針或拔牙視為懲罰。結果，今天小杰的牙齒需要打針時，他當然會非常害怕。

如果與兒童較親近的家人，像是爸爸媽媽、阿公阿嬤，也害怕打針，孩子有八成的比例也會有相同反應（之前提到的母子同心效應）。

3 招減緩牙科注射恐懼

牙科治療，包括補蛀牙、抽神經及拔牙，都需要局部麻醉注射控制疼痛，如果害怕打針，治療會無法進行。父母可以怎麼做，讓孩子能夠勇敢面對呢？如何讓孩子像故事裡的小禎一樣，好好配合呢？

● 定期回診

從寶寶長第一顆牙開始，就定期每 3 ～ 6 個月回診。可以和醫師建立信任感，還能及早發現問題，避免等到有疼痛或發炎時才治療。

如果已有急性症狀，像是疼痛或是發炎紅腫，先以止痛藥緩解疼痛後（消炎藥需由醫師評估），再另外約時間治療。不要在孩子最疼痛的急性期做治療。

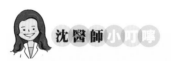

沈醫師 小叮嚀

孩童害怕打針，爸媽謹記 3 點：定期回診、建立信任感、不以看牙醫威脅。看診前可以先告知醫師孩子害怕打針的情形，例如：從何時開始、有哪些情緒或肢體反應，醫師才能針對孩子的狀況調整治療計畫。

● 建立信任感

施打麻醉藥以前，若病人已經很緊張了，不管醫師技術再好，可能針還沒靠近，小朋友就暴走了。要讓小朋友乖乖配合，至少需要 1 ～ 2 個診次的互動，來建立信任感。不建議第一次看診尚未熟悉環境時醫師就打針。

● 不以看牙醫威脅（超重要！）

不要用看牙醫、拔牙等醫療行為作為管教孩子的手段。家長的一言一行對孩子的影響相當深遠，利用「不好好刷牙就叫醫師給你拔光光」等話語管教孩子，會在孩子心中留下陰影，而且很難扭轉印象。

✓ 小小孩的治療幫手：舒眠麻醉

案例

剛滿 4 歲的小婕因為牙齒痛，食慾變差，爸爸、媽媽趕快帶她來做治療，可是小婕一進到診間就大哭，連坐上治療椅都不願意。不得已只好請媽媽抱著她，快速檢查牙齒狀況。

「她至少有十顆蛀牙，看起來都需要抽神經了。」

　　「這麼嚴重？她這麼不配合，要怎麼治療啊？」聽到要抽神經，小婕的爸媽都愣住了。

　　「她的年紀小，蛀牙又很嚴重，你們有考慮在全身麻醉下治療牙齒嗎？」

　　「全身麻醉？她那麼小，安全嗎？」

進行舒眠麻醉常見疑問

　　近年來，隨著民眾對於全身麻醉的接受度上升，在牙科領域的應用普及，解答相關的問題也成為牙醫師的日常。一般家長會有哪些疑問呢？一起來看看吧！

Q1　舒眠麻醉和全身麻醉的差別？

　　舒眠麻醉，其實是全身麻醉的一種，常用於無痛胃鏡或大腸鏡的檢查。從靜脈注射鎮靜藥物，讓病人在近似睡眠的狀態下，完成檢查，整個過程不需要插管，恢復時間相對全身麻醉較短。

　　舒眠麻醉也能應用於牙科治療。害怕看牙齒的小朋友或是需要複雜口腔手術的成人，像是植牙、拔智齒，也可以藉由舒眠麻醉來完成治療。

因為不用插管、不用住院，比起傳統的「插管式全身麻醉」大眾的接受度較高。

麻醉的方式有很多種類和深度，沒有哪一種方式是絕對比較「好」。要由麻醉科醫師根據病人的身體狀況、手術內容和時間，評估最適合的麻醉方式。

Q2 兒童適合嗎？是否有風險？

凡事都有風險。如果小孩極度害怕看牙或是年紀過小，傳統上採用束縛或約束的方式看診，兒童通常會大哭，看診後滿身是汗，甚至因為亂動而受傷。

此外，因為是被強迫接受治療，下次再需要治療時，兒童經常會更加反抗或懼怕，因而全身麻醉下，兒童像是睡著一樣、不會亂動，醫師才能完成複雜且高品質的治療。

麻醉的風險是相對的。根據美國麻醉醫學會（American Society of Anesthesiologists, ASA）的分類，健康無系統性疾病或是有輕度受控制的系統性疾病的患者，風險相對較低。翻譯成白話來說，只要是健康寶寶，麻醉風險較低。如果有先天性心臟病、腎臟病或其他特殊狀況的孩子，要由麻醉科醫師評估。

> **！注意** 一般建議兒童滿兩歲，體重十公斤以上，較適合做牙科的全身或舒眠麻醉。

Q3 **舒眠麻醉牙科治療適合誰？**

- ☑ 嚴重蛀牙或極度不合作的兒童。

- ☑ 3 歲以下的幼兒：3 歲以下的孩子，心智發育尚未成熟，無法配合長時間的療程。

- ☑ 需要手術的兒童、青少年或成人。

- ☑ 拔牙、植牙或牙周手術等。

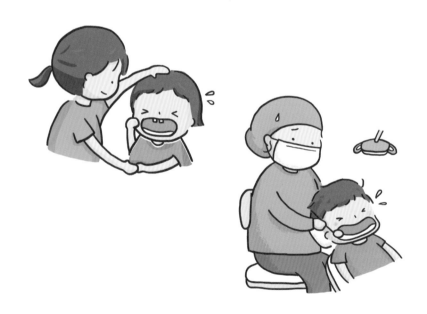

▲ 3 歲以下的幼兒及重度蛀牙者都適合舒眠麻醉。

進行前後是否有禁忌呢？

● **手術前的注意事項**

手術前需要禁食，包括水和食物。另外，不能有感冒或其他呼吸道疾病。

禁食時間，美國麻醉醫學會的建議如下，手術前請諮詢您的麻醉科醫師。

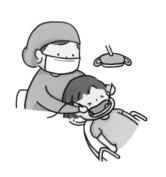

手術前的注意事項

☐ 術前 6 小時，可以吃清淡的飲食、喝牛奶或配方奶（不要吃油炸食品及肉類）。

☐ 4 到 6 小時前，可以餵母乳。

☐ 2 到 4 小時之間，可以喝水、果汁、碳酸飲料（不包含牛奶、豆漿）。

☐ 手術前 2 小時，完全禁食（包含水及食物）。

● **術後注意事項**

麻醉結束後，每個人恢復所需的時間不同。即使兒童清醒後，當天不要從事戶外活動或上學，在家休息。如果是成人接受全身麻醉，術後不要從事精密工作，切記不要自行騎車或開車回家。

全身麻醉與舒眠麻醉的比較

	全身麻醉	舒眠麻醉
插管	需要插管	不需要插管
執行地點	醫院的開刀房	診所、醫院
術後恢復	較慢	較快
空腹	皆需要空腹	

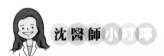 沈醫師小叮嚀

接受舒眠麻醉前，一定要由麻醉專科醫師評估兒童的身體狀況。父母要清楚了解手術前（術前需空腹、不能有呼吸道疾病）和手術後（不從事戶外運動）等注意事項。另外，治療是一時的，預防保健才是基本的，接受舒眠麻醉的牙科治療後，仍須定期回診和好好刷牙，才能維持良好的口腔健康。

✅ 兒童看牙醫的經典語錄

「什麼？要看牙齒！」有些小朋友一聽到要看牙醫，會想盡一切方法抵死不從。有些行為讓人哭笑不得，有些讓人想要翻白眼。到底小朋友看牙醫會有哪些意想不到的表現呢？來看看讓家長和牙醫師超無奈的兒童看牙經典語錄吧！

1 抵死不從

「我不要我不要我不要啊啊啊啊～」

拳打腳踢中（翻桌），器械掉滿地。

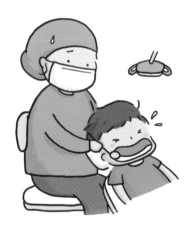

2 聲東擊西

「媽媽你愛我嗎？」

「愛啦！趕快躺好看牙齒。」

「媽媽你真的愛我嗎？」

「愛啦愛啦！趕快配合醫師啦！」

3 被害妄想

「會不會痛？」

「先檢查一下。」

「那個器械都尖尖的，會痛。」

「今天只是先檢查而已。」

「會痛，我不要，看起來好可怕。」（搗嘴）

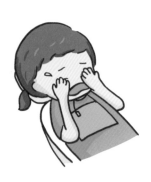

4 無限輪迴

「今天是不是要拔牙？」

「沒有，今天要看蛀牙。」

「我不要拔牙。」

「今天沒有要拔牙。」

「我不要拔牙齒！」

「今天真～的～沒～有要拔牙。」

5 無限尿遁

「我要尿尿。」

「快去。」

三分鐘後⋯⋯。

「我要尿尿。」

「你剛剛去過了。」

「我快要尿出來了。」

「你剛剛已經去過了。」

「我真的快尿褲子了啦！」

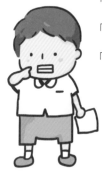

6 3C 低頭族

「躺下來嘴巴張開」

「等一下我在打 game。」

7 半獸人模式（2歲以下幼兒）

「寶寶乖，要看牙齒囉。」

「#$%^#&*！（大哭中）」

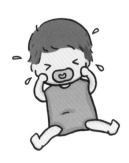

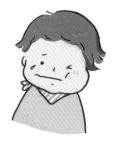

8 聊天咖

「醫生阿姨你猜猜看我最喜歡的動漫是哪一個？」

「？？」

「第一名是鬼滅之刃」

「鬼什麼刃？」

「鬼滅之刃啦！跟妳說我還有在看海賊王，現在已經出到第98集了……」

9 默默承受

「要上麻醉藥囉！」

「……」

「會不舒服嗎？」

「……」

「治療好了，你好勇敢。」

「……」

10 夢周公

「蛀牙快補好了喔！」

「哈囉？」

「Zzz……」

也太好睡了吧！

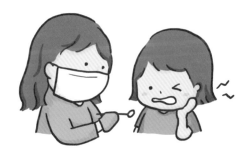

167

參考資料

1. Carter, Ava Elizabeth et al. "Pathways of fear and anxiety in dentistry: A review." World journal of clinical cases vol. 2,11 (2014): 642 ～ 53.

2. Themessl ～ Huber, Markus et al. "Empirical evidence of the relationship between parental and child dental fear: a structured review and meta ～ analysis." International journal of paediatric dentistry vol. 20,2 (2010): 83 ～ 101.

3. Carrillo ～ Diaz, Maria et al. "Treatment experience, frequency of dental visits, and children's dental fear: a cognitive approach." European journal of oral sciences vol. 120,1 (2012): 75 ～ 81.

4. 書籍：《教孩子跟情緒作朋友》、《不是孩子不乖，是父母不懂》

5. "Practice Guidelines for Preoperative Fasting and the Use of Pharmacologic Agents to Reduce the Risk of Pulmonary Aspiration: Application to Healthy Patients Undergoing Elective Procedures: An Updated Report by the American Society of Anesthesiologists Task Force on Preoperative Fasting and the Use of Pharmacologic Agents to Reduce the Risk of Pulmonary Aspiration." Anesthesiology vol. 126,3 (2017): 376 ～ 393.

4 蛀牙
治療篇

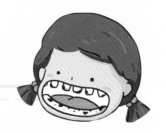

　　台灣是美食天堂，甜食、飲料無所不在。100 年
臺灣 6 歲以下兒童的調查，5 ～ 6 歲兒童的齲齒盛行
率為 79.32%。雖然盛行率有逐年下降，但比起鄰近的
日本、韓國、新加坡，台灣的蛀牙情形嚴重許多。幾
乎每個孩子都是蛀牙的高風險族群，每五位幼兒園兒
童，至少三個有蛀牙。

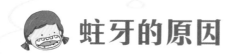

蛀牙的原因

1 分鐘評估兒童蛀牙風險

　　每五位幼兒園兒童，至少三個有蛀牙！如何知道孩子容不容易蛀牙？花一分鐘的時間，10 個問題快速瞭解孩子的蛀牙風險。右表的問題，答案「是」越多，就更容易蛀牙。

　　孩子是蛀牙的高風險或是已經有蛀牙，該怎麼辦呢？接下來要討論，為什麼小時候蛀牙會影響一輩子、蛀牙竟然引起蜂窩性組織炎、關於牙套和抽神經的疑問。

嘴巴裡的釘子戶：蛀牙菌

　　「反正還會換牙，乳牙蛀牙沒關係啦！」你有聽過這樣的說法嗎？在兒童牙科門診，曾遇到一位媽媽跟我抱怨，要帶孩子來看蛀牙，卻被長輩念說以後還會換牙，幹嘛要花時間、花錢治療？

　　導致蛀牙的細菌，主要是鏈球菌。蛀牙菌會分解口腔中的碳水化合物，尤其是醣類，獲取營養，同時會產生酸性物質。這些酸接觸到牙齒，會使牙齒所含的礦物質流失，時間一久，會形成凹洞，就是蛀牙。

1 分鐘評估兒童蛀牙風險表

家庭因素	主要照顧者（父母、祖父母）有蛀牙	□是	□否
	低收入家庭	□是	□否
	剛移民到台灣	□是	□否
生活習慣	一天有超過三次的點心時間	□是	□否
	頻繁使用奶瓶或學習水壺，在三餐之間或睡前喝含糖飲料（養樂多、優酪乳、牛奶、配方奶、運動飲料都算）	□是	□否
健康狀況	有特殊身體狀況，例如發展遲緩、重大傷病等	□是	□否
口腔狀況	有蛀洞	□是	□否
	有補過蛀牙	□是	□否
	口內有明顯牙垢（牙菌斑）、食物殘渣	□是	□否
	牙齒有脫鈣或齒質不健全	□是	□否

註：
American Academy of Pediatric Dentistry. Caries-risk assessment and management for infants, children, and adolescents. The Reference Manual of Pediatric Dentistry.

Chicago, Ill.: American Academy of Pediatric Dentistry; 2020:243-7.
此表格根據台灣的狀況略作修改，適用於 0 ～ 5 歲的兒童。

乳牙影響恆齒健康

因為會換牙，許多人認為乳牙蛀牙了不用處理，或是牙齒痛了再找醫師。就像是預計幾年後要換車，舊車就懶得保養，反正以後會換一台全新的。

但是，換牙不像換車，新舊牙齒的關係比較像是鄰居。乳牙如果沒有好好刷牙，就像社區裡髒亂又沒人打掃，蟑螂（蛀牙菌）就會住下來。長一顆新牙齒，好比社區裡搬來新的住戶，鄰居的蛀牙菌也會跑到新住戶的家裡長住。要對付小強，市面上有販售各式各樣的殺蟑藥，要讓家裡零蟑螂，並不困難，但對付蛀牙菌，沒這麼簡單。

對付蛀牙，沒有特效藥

對付蛀牙菌，可沒有立即見效的特效藥。蛀牙菌一旦在嘴巴裡定居繁殖，會像釘子戶一樣賴著不走；即使牙齒一顆接著一顆換新牙，蛀牙菌還是會持續作怪，新牙齒也會走向蛀牙的不歸路。

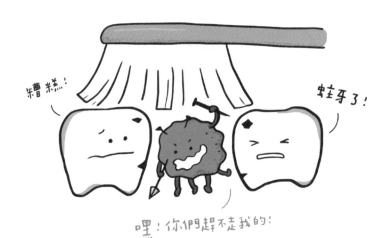

▲ 蛀牙菌一旦在嘴巴裡定居繁殖，會像釘子戶一樣賴著不走。

早在 1986 年，學者就提出，乳牙蛀牙，填補蛀洞後，再蛀牙的機率仍高於原本沒蛀牙的孩童。台灣的研究也顯示，必須在全身麻醉下治療蛀牙，也就是蛀牙嚴重的兒童，治療後一年，高達 79.7％的兒童又有新蛀牙。

蛀牙菌不但是趕不走的釘子戶，還會占地為王，成為優勢菌種、地方霸主。有蛀牙的兒童，填補蛀洞後，蛀牙菌的量仍持續偏高，很容易再度蛀牙。所以，小時候蛀牙，換牙後，甚至長大成人後，還是會反覆蛀牙。

拒絕釘子戶，從小開始

避免釘子戶蛀牙菌在嘴巴裡作怪，要從第一顆牙齒開始防堵。長第一顆乳牙就要好好刷牙，養成吃完東西和睡前清潔口腔的好習慣。在乳牙期就打造一個蛀牙菌難以生存的口腔環境，換新牙時就不容易蛀牙了。

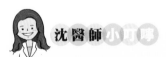 沈醫師小叮嚀

蛀牙菌跟釘子戶一樣，很難趕走。小時候蛀牙，換牙後，甚至長大成人後，還是會反覆蛀牙。

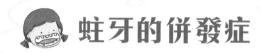

蛀牙的併發症

案例

蜂窩性組織炎 ➡
小小一顆蛀牙，住院一星期

‧‧‧

「媽媽，我想回家。」

4 歲的晴晴，大眼睛望著媽媽，堅持要回家。晴晴的左手上還吊著點滴。

「生病好了，馬上帶你回家。」媽媽蹲下來，摸摸晴晴的頭，試圖安撫她。

三天前，我第一次遇到晴晴。綁著兩根辮子，穿著艾紗的洋裝。4 歲的小女孩，應該要在幼兒園和小朋友玩耍。卻因為左臉頰突然紅腫、發燒，家長嚇到趕快帶晴晴到急診。小兒科醫師檢查後，懷疑是蜂窩性組織炎，建議住院找出感染源。

這一次住院，一住就是七天。

住院期間，要吊點滴、打抗生素、拍 X 光。

晴晴的爸媽，輪流請假來醫院陪她，還要拜託長輩接送晴晴的姊姊上下學。

最讓人頭痛的是，晴晴從住院第一天就吵著要回家。

「媽媽，可以回家了嗎？」晴晴不懂為什麼不能回家。

住院第三天，因為臉頰腫的情形沒有改善，發炎指數偏高，轉介到牙科。拍 X 光檢查，發現左側白齒有一顆蛀牙，懷疑是感染源。

接受兩次抽神經的治療後，臉頰的腫脹消退，晴晴終於可以出院回家了。

牙神經發炎化膿
感染擴散

蛀牙導致蜂窩性組織炎
牙齦或臉頰會紅腫

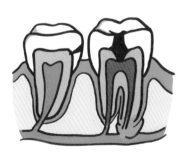
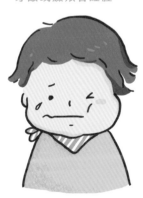

▲ 蛀牙可能導致蜂窩性組織炎。

蛀牙的併發症——蜂窩性組織炎

蛀牙了，初期會對冷熱敏感。細菌跑到牙齒的深層後，吃東西會痛，小朋友可能會不想進食、食慾變差。若導致牙神經發炎時，可能會引起蜂窩性組織炎，沒有處理好可能會有生命危險。

● 為什麼會導致蜂窩性組織炎？

牙神經發炎化膿，發炎物質擴散到周邊的齒槽骨、軟組織或皮下組織，就會引起牙齦或臉頰的紅腫，常常伴隨發燒。有時小朋友不覺得疼痛，多半是家長注意到小朋友臉頰腫起來，才發現的。

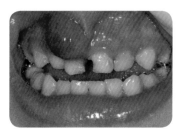

▲ 蛀牙引起蜂窩性組織炎時，口內可能會有牙齦紅腫。

引發蜂窩性組織炎的牙齒，外觀不一定有明顯的蛀洞，或是變黑，難以早期發現。

● 處理方式

服用抗生素，搭配牙科治療（抽神經或拔牙）。如果發炎的範圍較大，合併有發燒且吃口服藥後無法改善，就要住院以點滴的方式施打抗生素。

● **治療後注意事項**

　　口服或施打抗生素，控制發炎、消腫後，還是要尋求牙科醫師的治療；若只以抗生素消炎，沒有處理蛀牙，很容易復發。

● **返家後飲食**

　　返家後可正常飲食，沒有特別的注意事項。

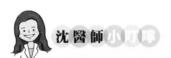

沈醫師小叮嚀

不要輕忽蛀牙。小蛀牙，也可能引起大麻煩。

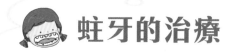

蛀牙的治療

✅ 裝牙套治療

案例 乳牙還會換牙，為什麼要裝牙套？

「爸爸，他有 3 顆蛀牙建議要裝牙套。」我指電腦螢幕上的 X 光，跟家長解釋治療計畫。

「那是乳牙嗎？」爸爸滿臉問號地看著 X 光上的蛀洞。

「對，那幾顆都是乳牙。」

「乳牙還會換牙吧！不能直接補起來就好嗎？」

當牙醫師建議要裝牙套時，您心中是不是也有許多的問號呢？

為什麼要裝牙套？可以只填補不裝牙套嗎？乳牙不是還會換牙嗎？會不會影響換牙？牙套的材質有哪些？

乳牙為什麼要裝牙套？

　　填補蛀牙像是房子漏水後，用矽利康等填縫劑修補漏洞。裝牙套就是直接戴上一個全罩式安全帽；論強度和密封度，牙套都比只有填補還要好。

● **建議裝牙套的情況有以下 3 種情況：**

情況
1
　　乳牙蛀牙，而且蛀洞較大，或是牙縫有蛀牙。

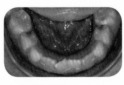
▲ 牙縫蛀牙。

情況
2
　　抽神經後，齒質缺損較多，也會建議裝牙套。

情況
3
　　牙齒有先天性的缺陷，例如鈣化不全（鈣化不全，是牙齒的齒質，形成時出現異常，鈣化程度較低、較軟，容易蛀牙。這類的牙齒一長出來表面會凹凸不平或顏色偏黃。）

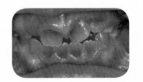
▲ 牙齒先天形成不全，顏色會偏暗。

建議裝牙套的情況

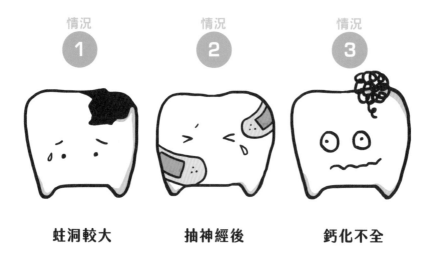

情況 ①	情況 ②	情況 ③
蛀洞較大	抽神經後	鈣化不全

家長常見牙套 Q & A

Q1 可以只填補不裝牙套嗎？

一般最常見的蛀牙填補材料為樹脂。樹脂的缺點是：時間久了，邊緣容易產生縫隙，會再次蛀牙或是填補物脫落。另外，樹脂抗壓強度不佳，補在咬合力量較大的部位，容易掉落。

此外，如果是填補樹脂，但是沒有改善刷牙習慣或仍愛吃甜食，填補物的邊緣會再次蛀牙。

Q2 不是還會換牙嗎？

以 4 歲的小朋友為例子，乳牙的臼齒蛀牙，要等到換牙，至少要等五年。如果沒有使用牙套保護，常常會反覆蛀牙，一補再補，挖了又挖。越挖越大洞，最後走向抽神經，甚至拔牙的不歸路。

如果一開始就裝牙套，到換牙的這段期間，只要好好刷牙，不需要其他的處理，不僅能節省大量的時間，小朋友也不用常常忍受不舒服的治療。

Q3 蛀牙時已接近換牙是否還需要？

如果該顆乳牙一年內會換牙，可優先考慮以填補的方式處理蛀牙。

Q4 牙套會不會影響換牙？

乳牙要換牙時，是牙根慢慢變短後脫落。裝牙套就像是牙齒戴安全帽，保護露出在牙齦外的部分，不會影響到牙根的吸收。

牙套的好處

　　乳牙相對恆牙，乳牙較小顆、齒質較薄，蛀牙的進展較快速。一個小蛀洞，過了半年至一年，就變成大洞，甚至侵犯到神經而引起發炎。

　　減少蛀牙及重覆填補的風險，相對的也減少孩童的看診次數。戴上牙套能將牙齒完全覆蓋，將整個牙齒密封起來，牙齒內的蛀牙菌無法從外界攝取到養分，就能阻止細菌繼續作怪，避免細菌破壞牙齒及神經發炎。

● 牙套一定要至兒童牙醫進行？

　　在台灣，牙醫系畢業後，接受完兩年的一般醫學訓練（postgraduate year training；簡稱 PGY 訓練），還必須經過兩年的兒童牙科臨床訓練，通過筆試、口試，才能成為衛福部部定的兒童牙科專科醫師。

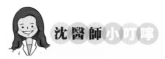

沈醫師小叮嚀

蛀洞範圍較大、抽神經後、鈣化不全或是容易蛀牙的兒童，建議裝牙套。不僅能減少反覆補牙的風險，還能節省經常要找牙醫師補牙的時間和壓力。

（找兒童牙科專科醫師，可以到兒童牙科醫學會的網站，搜尋各縣市的醫師 http://www.tapd.org.tw/people/index.php）

有些牙醫師，不是兒童牙科專科醫師，但是經驗豐富、有耐心，也能處理兒童蛀牙的相關症狀，例如補牙、抽神經或裝牙套。

● **牙套的選擇**

乳牙牙套的種類有全瓷冠（二氧化鋯）和金屬。

全瓷冠牙套	金屬牙套
全瓷冠外表是白色的，是組織相容性、抗咬合力及美觀都排名第一的材料。但是單價較高，且臨床上的治療時間較久。	金屬牙套在牙科的應用已經超過 50 年，是歷史悠久一種材料。成分有鐵、鎳和鉻，抗磨耗且長期成功率和全瓷冠相當，好處是價錢較便宜。最大的缺點就銀色的金屬外表，較不美觀。

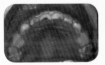 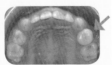 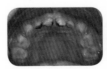 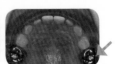

✅ 抽神經治療

 案例

抽神經好可怕？一定得抽嗎？

「這顆牙齒蛀洞很深，可能需要抽神經。」

我看著小傑的 X 光，跟家長解釋。

「要抽神經？他還那麼小，可不可以先補起來？」

小傑的爸爸，一臉驚恐的看著我。

「這樣，之後很可能會痛或發炎喔。」

我耐著性子解釋。

「醫師，反正以後還會換牙，還是你先開個藥就好。」

乳牙抽神經的 5 大疑問

　　跟家長告知孩童需要抽神經時，家長震驚的表情彷彿該顆牙齒被判了死刑。還有很多人會拒絕治療，只願意保守處理（例如，吃藥、填補），或是從此消失不再回診。

　　根管治療，或是俗稱的「抽神經」，因為名稱聽起來很嚇人，大眾普遍持負面的想法。其實，不論恆牙（成人牙）或是乳牙，需要抽神經的原因類似，但因為乳牙之後還會換牙，治療的細節、注意事項和恆齒略有差異。

抽神經的過程

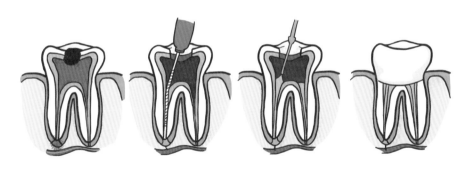

1.蛀牙或神經發炎　　2.清除發炎的組織　　3.充填抗菌成分　　4.填補並裝上牙套

Q1 都沒有痛過，為什麼要抽神經？

牙齒需要抽神經，常見的原因為蛀牙或是曾經有外傷（如撞到牙齒）。症狀大多為牙痛，但也可能神經已壞死或化膿，所以沒有急性疼痛。另一種情形，該顆牙有很深的蛀牙，神經有被細菌感染的可能，也會建議抽神經。

在兒童身上，很常見牙齒已經有大蛀洞、化膿（長牙包）或是感染擴散導致蜂窩性組織炎，孩童都不曾喊痛，以致家長沒有即時發現，延誤就診。可能是孩童害怕看牙而隱瞞，或是小朋友說不清楚哪裡痛。

! 提醒 牙齒痛通常要抽神經，但不痛也可能需要抽神經。

Q2 不做治療會有什麼影響？

如果沒有及時接受治療，乳牙持續發炎，除了會導致蜂窩性組織炎，對於未來的恆牙也會有不好的影響：恆齒可能會發育不良（顏色偏黃褐色、表面粗糙、形狀異常，且通常容易蛀牙）、位置改變（牙齒會想要逃離不好的環境。）

! 提醒 該做的治療，要勇敢面對，避免併發症。

抽神經對恆牙有什麼影響？

乳牙和恆牙的神經是獨立的，所以乳牙抽神經，未來的新牙齒仍然會有自己的神經組織。抽神經後，需定期回診，建議每六至十二個月拍 X 光檢查（牙科的 X 光劑量較低，單齒攝影拍 18 張的 X 光總劑量，等同搭飛機從台北往返美國西岸所受到的游離輻射），以確保治療品質。

！提醒 乳牙的神經抽掉，新長的牙齒還是有神經的。

 不想抽神經，可以直接拔掉嗎？

乳牙的功能除了咀嚼、發音、美觀，另一重要的功用是為未來的恆牙保留位置。過早拔除，鄰近的牙齒會傾斜、移位。等到新牙齒要萌發時，會缺乏足夠空間，牙齒長不出來或長歪，反而需要矯正牙齒。

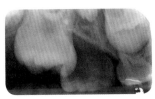 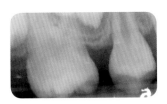

▲ 乳牙發炎提早脫落。　　　　　▲ 空間不足，新的恆齒無法萌發。

2 年後

187

　　如果乳牙因為長時間反覆發炎、曾引起蜂窩性組織炎、牙齒結構破壞過大，仍須拔掉，需由醫師評估拔牙後需不需要配戴空間維持裝置，避免旁邊的牙齒長歪。

！提醒　乳牙需要拔牙時，要注意隔壁的牙齒會不會長歪。

Q5　抽神經後一定要做牙套？

　　抽神經後的乳牙，若剩下的齒質不足以抵抗咬合的力量，會建議裝牙套保護；或是牙齒本來就有很大的蛀洞，無法以樹脂材料填補修復，也會建議裝牙套。

　　「乳牙不是還會換牙嗎？還需要裝牙套？」

　　沒錯，乳牙是會換牙，但是乳牙的後牙（白齒）換牙一般要 9 歲才開始。很多嚴重蛀牙的小朋友，3 ～ 4 歲就滿口大蛀洞，到換牙還有至少五年的時間。

　　蛀牙的牙齒，就像是颱風過後破洞漏水的房子，抽神經只是把房子裡面的淤泥打掃乾淨，毀損的屋頂或牆壁要靠牙套來重建，沒有牙套，房子內部清的再乾淨，仍然會漏水甚至倒塌。

　　抽神經後沒有裝牙套，容易再度發炎，甚至裂掉，最後走上拔牙一途。辛辛苦苦花時間抽神經後，牙齒卻因為沒有裝牙套，反覆感染、斷裂而拔掉，實在令人惋惜。

提醒　抽神經後，不論乳牙或恆牙，大多需要裝牙套保護牙齒。

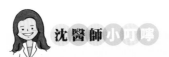

沈醫師小牙博

醫師會根據疼痛的情形、臨床檢查和X光影像判斷牙齒是否該抽神經。乳牙的治療對於未來的新牙齒的影響深遠，家長有任何疑慮時，請和醫師充分溝通，而且要定期回診追蹤，確保治療的品質。

✅ 一補再補治療

案例

蛀牙一補再補，為什麼還是失敗了？

「我要回家了啦！」診療椅上的 4 歲小男生，才坐不到 5 分鐘，就吵著要回家。

牙醫師雙手拿著工具，皺著眉頭，額頭還冒汗，試圖安撫他。

「你乖乖坐好，等下補完牙齒可以選禮物。」

聽到有禮物，小男生立刻躺好，嘴巴張大。

機不可失，醫師趕快動手清乾淨蛀洞，一旁的助手也立刻準備好材料。

關鍵的時刻來了，醫師準備要把蛀洞填起來，結束這一回合時，小男生突然一個翻身坐起。

「弟弟，你在幹嘛啦！」

一旁的媽媽看局勢不對，也加入戰局。

「我要漱口啊！」

弟弟不顧眾人的阻止，拿起杯子咕嚕咕嚕漱口。

牙醫師在心裡嘆了一大口氣，弟弟這一漱口，剛剛的步驟都要重來了。

影響填補物成敗的關鍵因素

牙科門診常見醫師和小朋友好說歹說，連哄帶騙，用盡所有溝通技巧後，好不容易補了一顆蛀牙，過一陣子，卻發現填補物脫落了。

有些蛀牙一補再補，沒完沒了。填補物為什麼容易脫落？不只家長介意，牙醫師也很在乎，為什麼辛辛苦苦治療的牙齒，短期內就失敗。

2018 年國際兒童牙科學雜誌，第一篇文章就是探討乳牙填補物失敗的系統性回顧。一起來看看，失敗的主要原因、影響成功的關鍵因素到底是什麼呢？

填補物失敗的主因：再度蛀牙

　　補牙失敗的原因有很多，例如：牙齒斷裂、填補物缺損、再度蛀牙、材料脫落、填補物變色影響美觀、神經再度發炎。

　　這篇醫學期刊研究的結果，乳牙填補物失敗最主要的原因是：又蛀牙了。

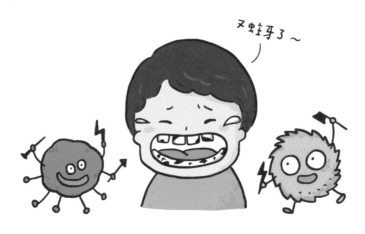

▲ 乳牙填補物失敗最主要的原因是：又蛀牙了。

　　需要補蛀洞的小朋友，就是容易蛀牙才需要治療。蛀牙的原因可能是常吃甜食、喝含糖飲料、夜奶或沒有正確的潔牙習慣。填補蛀洞後，不良習慣若沒有改善，牙齒還是整天泡在糖果、餅乾裡，很快就會再蛀牙了。牙齒再蛀牙，填補物就容易脫落。

　　再來，天然的最好，治療過的牙齒，很難百分之百恢復本來的外型和質地，照顧上更需加倍用心；如同房子的牆壁漏水，使用矽利康來補洞，比起原本的水泥牆，密封性、強度都稍嫌不足。

影響補牙的三大因素：病人條件、材料、醫師

影響補牙的因素可歸納成三個部分：病人、材料、醫師。這三個因素非完全獨立，是互相影響的。

年紀小的兒童，沒辦法忍受長時間的治療，醫師可能會優先選擇操作簡便、快速的材料，免得蛀牙還沒補好小孩就失控了。另外，能不能使用橡皮障隔離口水，也會影響治療品質。兒童的口水分泌比成人多，而口水會干擾補牙的材料，如果兒童能夠配合橡皮障的使用，也會提高填補物的成功率。

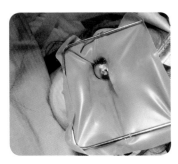

▲ 隔離口水的橡皮障，能提高補牙或抽神經的成功率。

● 病人條件：年齡、配合度、蛀牙型態

年齡及配合度

兒童年紀小或是配合度不佳，醫師隔離口水困難或是治療時間有限（小孩坐不住了），都會導致填補物容易失敗。

蛀牙的型態

蛀牙的位置是成功的關鍵。咬合面（研磨食物的那一面）蛀牙且有適當隔離口水，不論使用何種材料，成功率都在 90％以上。

而牙縫的蛀牙，不但很難早期發現，需要較長的治療時間，填補難度較高，成功率明顯較低。填補物失敗，通常都是牙縫的蛀牙。

● **材料**

　　樹脂是目前最廣泛用於填補蛀洞的材料，在成人的成功率也頗高。但是用在兒童，因為配合度較差，乳牙又比較小顆，成功率也較差。

　　針對兒童乳牙的研究，以常見的材料：樹脂、金屬牙套、玻璃離子（Glass ionomer cement）來做比較。金屬牙套的成功率最高。

　　所以，乳牙有較大的蛀洞或是牙縫有蛀牙，會優先建議裝牙套，成功率遠高於使用樹脂填補。

● **醫師**

　　醫師的技術當然也很重要。不過，幫兒童看牙齒，更重要的是讓孩子配合治療。兒童看診，建議找有認證的兒童牙科專科醫師（全名：衛生福利部部定專科醫師），較熟悉孩子的心理。孩子願意配合，才能有良好的治療品質（找專科醫師，請至財團法人中華民國兒童牙科醫學會官網，搜尋每個縣市的醫師 http://www.tapd.org.tw/）

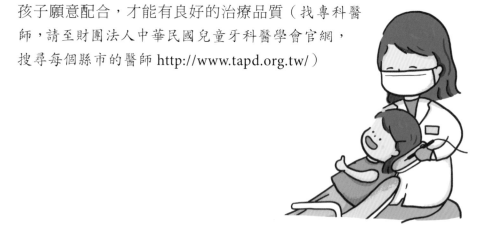

▲ 建議找有認證的兒童牙科專科醫師，較熟悉孩子的心理。

家長可以怎麼做

　　選擇信賴的牙醫師，從小定期看牙醫，孩子配合牙科治療，才能提高補牙的成功率。另外，一定要改善飲食或清潔習慣，這才是導致填補脫落的元兇。

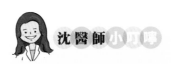

① 選擇信賴的醫師並定期回診。

② 長第一顆牙就開始看牙。

③ 正確的潔牙及飲食習慣。

✅ 豪氏牙套（Hall technique）治療

 案例 不打針、不鑽牙，治療蛀牙的新方法

「醫生，我不要打針！」

牙科很多的治療，為了減少處理過程的酸痛，醫師需要事先給予局部麻醉。補蛀洞、做牙套、抽神經、拔牙等治療，都需要打針控制疼痛。兒童最常需要打麻醉針的，就是蛀牙的治療。

大部分的兒童經過醫師的引導，能順利度過打針的過程。但是對於少數恐懼看牙科或是害怕針頭的小朋友，打針根本是無法克服的大關卡。

還好，近年來，有一個顛覆傳統的蛀牙治療方法，不用打針、更不用鑽牙齒，就能輕鬆完成療程。一起來了解兒童牙科的新趨勢——豪氏牙套。

什麼是豪氏牙套？

　　不用移除蛀牙、也不需要局部麻醉。利用專用的橡皮筋撐出空間後，直接裝上並黏著牙套，就完成了。豪氏牙套是由蘇格蘭一位牙醫師 Dr Norna Hall 於 2006 年發表。這個相對簡單、快速但成功率又高的填補蛀牙術式，目前已被許多國家認可，並納入多所牙醫學校的課程。

● 治療過程

第一次	第二次
先將橡皮筋放置在牙縫。約 3 ～ 5 天後，橡皮筋會撐出足夠的空間。	移除橡皮筋，選擇適當的牙套。藉由橡皮筋撐出的空間，戴上牙套並黏著固定在牙齒上。

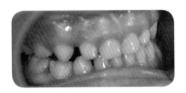

▲ 第一次來診，在牙縫置放橡皮筋。

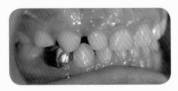

▲ 第二次來診，不用修磨牙齒，即可裝上牙套，這就是豪氏牙套的作法。

傳統做法

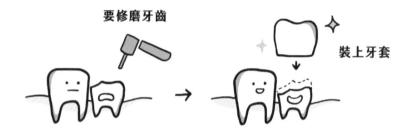

要修磨牙齒

裝上牙套

豪氏牙套

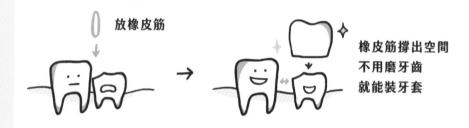

放橡皮筋

橡皮筋撐出空間
不用磨牙齒
就能裝牙套

價格

　　豪氏牙套和傳統牙套的費用一樣，只是作法不一樣。豪氏牙套能夠省略移除蛀牙、局部麻醉等小朋友不喜歡的步驟，且抑制蛀牙的效果和傳統牙套一樣好。

豪氏牙套適合哪些蛀牙？

　　有蛀洞，沒有發炎，不需要抽神經的乳臼齒（後牙）。但只能用銀色的金屬牙套，無法使用白色的全瓷牙冠。

● **適合對象**

　　害怕打針、鑽牙的兒童。

● **優缺點**

✔ 優點	缺點
不用打麻醉針	無法當診完成，至少需要兩個診次
不用鑽牙齒	放橡皮筋會有異物感，且橡皮筋至少需要留在口內約 3 天
治療時間較短	剛裝上牙套時會有輕微開咬（咬合墊高），會在 7 ～ 14 天之內恢復

● **科學實證**

　　醫學證據顯示，豪氏牙套，成功率高於僅用樹脂填補。和需要修磨牙齒的傳統牙套作法相比，其成功率相近，但是病人和家長的滿意度更高。

　　完全沒有移除蛀牙，不會惡化擴大嗎？豪氏牙套的原理是將蛀牙密封，細菌無法獲得養分，蛀牙就不會持續惡化。

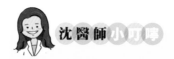

沈醫師小叮嚀

❶ 乳臼齒有蛀洞，小孩看診配合度不佳時，可以詢問醫師是否能以豪氏牙套的方式裝牙套。

❷ 每種治療都有優缺點，不一定適合所有的人。豪氏牙套讓大家多一個選擇，記得要由醫師評估最適合的方式。

參考資料

1.Johnsen, D C et al. "Susceptibility of nursing-caries children to future approximal molar decay." Pediatric dentistry vol. 8,3 （1986）

2.Almeida, A G et al. "Future caries susceptibility in children with early childhood caries following treatment under general anesthesia." Pediatric dentistry vol. 22,4 （2000）: 302-6.

3.Jordan, A Rainer et al. "Early Childhood Caries and Caries Experience in Permanent Dentition: A 15-year Cohort Study." Swiss dental journal vol. 126,2 （2016）: 114-119.

5.Lin, Yai-Tin, and Yng-Tzer J Lin. "Factors associated with the risk of caries development after comprehensive dental rehabilitation under general anesthesia." Journal of dental sciences vol. 11,2 （2016）: 164-169.

6.Chisini, Luiz Alexandre et al. "Restorations in primary teeth: a systematic review on survival and reasons for failures." International journal of paediatric dentistry vol. 28,2 （2018）: 123-139.

7.Innes, N P T et al. "A novel technique using preformed metal crowns for managing carious primary molars in general practice - a retrospective analysis." British dental journal vol. 200,8 （2006）: 451-4; discussion 444.

8.Innes, N P T et al. "The Hall Technique 10 years on: Questions and answers." British dental journal vol. 222,6 （2017）: 478-483.

9.Ludwig, Kevin H et al. "The success of stainless steel crowns placed with the Hall technique: a retrospective study." Journal of the American Dental Association（1939）vol. 145,12（2014）: 1248-53.

10.Innes, N P T et al. "Sealing caries in primary molars: randomized control trial, 5-year results." Journal of dental research vol. 90,12 （2011）: 1405-10.

後記

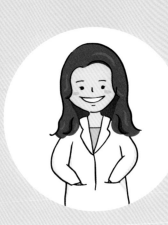

✓ 固定醫師看診：兒童安心、家長放心

案例

星期六一早，一位媽媽帶著讀幼兒園的女兒走進兒童牙科診間報到。看到有個穿著高中制服的大男生安安靜靜的在洗牙齒，當下媽媽有點愣住了。

媽媽抬頭看了一下門口的指標，確定自己沒有走錯科。

「小朋友在兒童牙科可以看到幾歲啊？」

後來在幫小女生刷牙、塗氟的時候，媽媽出於好奇小聲地問道，「長大後，也可以繼續來這裡看牙嗎？」

我笑了笑說，指著隔壁的大哥哥，「他在我們這邊看診好幾年了。只要小朋友不介意，長大後還是可以繼續來兒童牙科看診。」

說到這裡，大哥哥已經洗完牙了，背起書包要趕去上課。他的媽媽在櫃台約六個月後回診的時間，也聊到說，「他堅持要回來這裡看牙醫。從小看到大，習慣了，不想要換醫生。」

大家有沒有固定醫師看診的習慣？進入兒童牙科領域多年了，感謝許多家長的支持。很多小患者從幼兒園定期看診到上國、高中了。還有很多老二或老三從媽媽懷孕時就在肚子裡跟著哥哥、姊姊來「見習」。

如果是資深的牙醫師，執業十幾年後，還會遇到小病人長大後，帶自己的小孩回來看牙齒。也有醫師被邀請去參加當年看牙齒總是嚎啕大哭的小病人的婚禮呢！

固定醫師看診，除了家長和醫師彼此對於治療方式較有共識，更重要的是兒童對於醫師的信任。有些兒童適應陌生的環境或醫師需要較多的時間，固定同一位醫師看診能讓兒童熟悉醫師的看診流程，

除了配合度和信任感，固定診所或醫師看診，醫師能查閱完整的 X 光和病歷紀錄，能給予兒童更全方位的口腔照護。

您或您的孩子有固定醫師看診的習慣嗎？

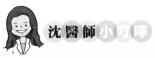

沈醫師小叮嚀

固定醫師看診，有哪些優點呢？

❶ 信任：家長和醫師有默契和信任感，好溝通。

❷ 安心：孩子熟悉看診環境和醫師。

❸ 放心：完整且長期的追蹤紀錄，治療品質的保證。

全彩圖解

陪伴，從寶寶的第一顆牙開始！

乳牙到恆牙的保健全書，讓孩子和蛀牙蟲拜拜！

作 者	沈明萱	
選 書	林小鈴	
主 編	陳雯琪	

行 銷 經 理	王維君	
業 務 經 理	羅越華	
總 編 輯	林小鈴	
發 行 人	何飛鵬	
出 版	新手父母出版	

城邦文化事業股份有限公司
台北市中山區民生東路二段 141 號 8 樓
電話：(02) 2500-7008　傳真：(02) 2502-7676
E-mail：bwp.service@cite.com.tw

發 行　英屬蓋曼群島商家庭傳媒股份有限公司城邦分公司
台北市中山區民生東路二段 141 號 11 樓
讀者服務專線：02-2500-7718；02-2500-7719
24 小時傳真服務：02-2500-1900；02-2500-1991
讀者服務信箱 E-mail：service@readingclub.com.tw
劃撥帳號：19863813
戶名：書虫股份有限公司

香 港 發 行 所　城邦（香港）出版集團有限公司
香港灣仔駱克道 193 號東超商業中心 1F
電話：(852) 2508-6231　傳真：(852) 2578-9337
E-mail：hkcite@biznetvigator.com

馬 新 發 行 所　城邦（馬新）出版集團 Cite(M) Sdn. Bhd. (458372 U)
11, Jalan 30D/146, Desa Tasik,
Sungai Besi, 57000 Kuala Lumpur, Malaysia.
電話：(603) 90563833　傳真：(603) 90562833

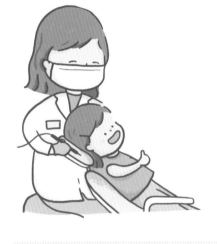

國家圖書館出版品預行編目 (CIP) 資料

陪伴,從寶寶的第一顆牙開始:乳牙到恆牙
的保健全書,和蛀牙蟲拜拜!/沈明萱著. --
初版. -- 臺北市:新手父母出版,城邦文化事
業股份有限公司出版:英屬蓋曼群島商家庭
傳媒股份有限公司城邦分公司發行, 2021.12

面; 公分. -- (育兒通;SR0109)

ISBN 978-626-7008-10-2(平裝)

1. 兒童牙科 2. 牙齒 3. 保健常識

416.991   110019231

封面、版面設計 / 鍾如娟
內頁排版 / 鍾如娟
插圖 / 日晒設計印務所
封面攝影 / Peter Lin 攝影工作室、Arting 話化妝
製版印刷 / 卡樂彩色製版印刷有限公司

2021 年 12 月 21 日初版 1 刷   Printed in Taiwan

定價 480 元

ISBN 978-626-7008-10-2
ISBN 978-626-7008-15-7 (EPUB)

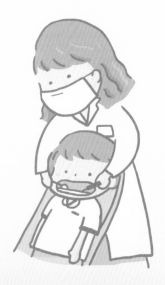